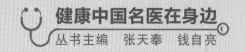

健康中国名医在身边

丛书主编　张天奉　钱自亮

原来"乳"此

乳房知识一本通

任黎萍◎主编

U0263752

SPM 南方出版传媒

广东科技出版社｜全国优秀出版社

·广州·

图书在版编目（CIP）数据

原来"乳"此：乳房知识一本通/任黎萍主编.—广州：
广东科技出版社，2021.1
（健康中国名医在身边/张天奉，钱自亮主编）
ISBN 978-7-5359-7611-6

Ⅰ．①原… Ⅱ．①任… Ⅲ．①乳房疾病—防治
Ⅳ.①R655.8

中国版本图书馆CIP数据核字（2020）第224326号

原来"乳"此——乳房知识一本通
YUANLAI "RU" CI——RUFANG ZHISHI YIBENTONG

出 版 人：朱文清
责任编辑：曾永琳　郭芷莹
封面设计：友间文化
插图绘制：谢惠华（艾迪）　许可证
责任校对：陈静
责任印制：彭海波
出版发行：广东科技出版社
　　　　　（广州市环市东路水荫路11号　邮政编码：510075）
销售热线：020-37592148 / 37607413
http://www.gdstp.com.cn
E-mail: gdkjcbszhb@nfcb.com.cn
经　　销：广东新华发行集团股份有限公司
印　　刷：广州市彩源印刷有限公司
　　　　　（广州市黄埔区百合三路8号　邮政编码：510700）
规　　格：787mm×1 092mm　1/16　印张12.5　字数250千
版　　次：2021年1月第1版
　　　　　2021年1月第1次印刷
定　　价：49.80元

如发现因印装质量问题影响阅读，请与广东科技出版社印制室联系调换
（电话：020-37607272）。

健康中国名医在身边

丛书编委会

主　编　张天奉　钱自亮

副主编　冯　军　韩　霞　张恩欣　周　晓

　　　　钟印芹　李燕如

编　委（按姓氏笔画排序）

　　　　王利军　毛东伟　左国杰　朴春丽

　　　　杨俊兴　吴云天　吴文江　吴学敏

　　　　张智伟　夏仕俊　徐卫方　唐新征

　　　　崔韶阳

本书编委会

主　编　任黎萍

副主编　左国杰　姚冠文　赵瑞琴　孙　颖

编　委（按姓氏笔画排序）

庄园妃　李小连　李晶晶　李斯靖

陈慧颖　范雅雯　罗　园　周海玲

姚倚璇　海艺贝

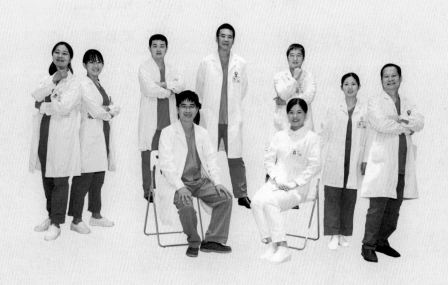

仝序

近年来，如何预防"亚健康"状态成为社会上的热门话题。随着生活水平的提高，人民对自身健康的要求也有了进一步的提高，对健康的关注焦点从"能治病、治好病"逐渐转变为"不生病、少生病"。预防疾病的发生，成为绝大部分人的新需求、新期待。

党和国家高度重视人民健康。早在2016年，中共中央、国务院就印发了《"健康中国2030"规划纲要》，并发出通知，要求各地区各部门结合实际认真贯彻落实。该纲要提出"充分发挥中医药独特优势"，要求提高中医药服务能力，发展中医养生保健治未病服务，推进中医药继承创新。2019年，国家卫生健康委员会也制定了一份详尽的发展战略《健康中国行动（2019—2030年）》，战略中提到要树立"大卫生、大健康"理念，并坚持预防为主、防治结合的原则，以基层为重点，以改革创新为动力，中西医并重。

在这一时代背景下，本套丛书应运而生，旨在引导群众建立正确的健康观，形成有利于健康的生活方式、生态环境和社会环境，促进以治病为中心向以健康为中心转变，响应国家"健康中国"战略号召，推动我国中医药事业的发展，推动医疗卫生工作重心下移、医疗卫生资源下沉，普及医学知识，提高大众对医学常识的掌握程度。

在为大众带来健康的同时，本套丛书也为发扬中医精神，强调中医"治未病"理念尽了一份力。丛书普及了中医药知识，并有大量易于掌握的中医保健方法。读者可以自学、自用，在家进行保健，将中医药优势与健康管理结合，从而实现中医药健康养生文化的广泛传播和运用。同时，本套丛书由各科中医药带头人物担任主编，实现了对当代名中医经验的传承与弘扬，书中内容结合现代人的生活特点，既有传承又有创新，打造了适合当代人保健养生的新方法，是对中医药文化的创新性发展。

本套丛书以生活保健为主要内容，从常见病和生活保健知识入手，向大众提供可行的健康指导和常识科普。本套丛书从知识性来说，是专业、翔实的，从风格来说，又是轻松、活泼的。本套丛书选取了大众较为熟悉的健康议题，有颈肩腰腿痛、骨科疾病、肛肠疾病这几大类生活中常见的健康问题，也有糖尿病这种在中国发病率较高、受到广泛关注的慢性病，此外，还特别关注了女性的健康问题，选取了乳房知识和孕产知识等议题来进行科学普及。每一册书都有自己的特点，例如《手到痛除——颈肩腰腿痛一本通》一书着重讲解了针对颈肩腰腿痛的按摩、训练方法，《防"糖"大计——糖尿病一本通》则详细介绍了糖尿病从发病机制到应用药物的知识。对于普通读者来说，这是一套十分适合在平时翻阅、查询的手边保健书，而对于中医人来说，这也是一套真正能够走入群众中去，"接地气"的中医普及书。

中国科学院院士

2020年12月5日

沈序

中共中央、国务院高度重视人民卫生健康事业，习近平总书记早已指出"没有全民健康，就没有全面小康"，又作了具体阐明："健康是促进人的全面发展的必然要求，是经济社会发展的基础条件，是民族昌盛和国家富强的重要标志，也是广大人民群众的共同追求。"

2016年，中共中央、国务院发布了《"健康中国2030"规划纲要》，确立了"以人民健康为中心"的大健康观。大健康概念的提出，与中医的"治未病"思想有许多契合之处。规划纲要中提到要发挥中医"治未病"的优势，指明要发挥中医药在慢性病防治中的作用。

国家中医药管理局启动了"治未病"健康工程，并制定出台了《中医医院"治未病"科建设与管理指南（试行）》，这不仅为"治未病"学科建设增加了更多使用内涵，更为提升全面健康素质做出了重大决策。

我们的祖先早在几千年前就已提出"治未病"的学术观点，并传承至今。《素问·四气调神大论》曰："是故圣人不治已病治未病，不治已乱治未乱，此之谓也。夫病已成而后药之，乱已成而后治之，譬犹渴而穿井、斗而铸锥，不亦晚乎！"国家提出的"健康中国"概念与中医"治未病"的思想不谋而合。对于疾病的防治，关键在一个"早"字，疾病要早预防、早治疗，才能把疾病对人体的损害控制在最小程度。对于国家来说，提高人民的健康水平，就需要将疾病防控的重点落在基层，让"医疗资源下沉"，而对广大人民群众来说，掌握健康与疾病的基本知识是预防疾病的关键和基础。

上工治未病，"健康中国名医在身边"这个系列，即是为了这一目的而出版的一套丛书。此丛书从广大群众感兴趣的防治议题入手，把复杂的、难以理解的专业术语，改变成通俗易懂的语言，起到了较全面地普及常见疾病防治知识的作用。丛书内容生动丰富，简易实用，较全面地涵盖了中医药防治疾病的基础知识，弘扬了中医学防治疾病的精神内涵。此套丛书实用价值高，诚属难能可贵之作，它普及了大健康概念，对广大人民群众指导预防疾病、正确促进患者早日康复尤其大有益处，故乐而为序。

国医大师　沈宝藩

2020年12月6日

前言

中医药是中华文明的瑰宝，护佑中华民族繁衍生息，让中华儿女屹立于世界民族之林。饱经岁月磨砺与历史沉淀的中医药学，包含着中华民族几千年的健康养生理念及其实践经验，凝聚着中华民族的博大智慧。在应对卫生挑战、推进卫生合作、推动完善公共卫生治理方面，中医药潜力无限，日益发挥着独特而重要的作用。

与此同时，在世界范围内，中医药正在得到越来越多的认可。2019年5月，第七十二届世界卫生大会审议通过了《国际疾病分类第十一次修订本》，首次将起源于中医药的传统医学纳入其中。民族的才是世界的，中医药将为全球健康管理贡献中国智慧、中国方案。

2016年10月，中共中央、国务院印发了《"健康中国2030"规划纲要》，该文件以提高人民健康水平为核心，从健康生活、健康膳食、健康体质、健康服务、健康保障、健康环境、健康产业、卫生体制八大方面全面解读了健康热点问题，普及了健康中国的基本知识，揭示了健康中国的战略意义，描绘了健康中国的美好远景，推动了健康中国战略的有效落地。

为了响应健康中国建设，我们通过编辑出版"健康中国名医在身边"丛书，以专家的视角和权威的声音，普及中医药的相关基本知识，提高大众对医学常识的掌握程度，特别是为常见病、慢性病患者提供防治指导，以提高他们的生活质量，同时解读社会关注、百姓关切的健康热点问题，倡导自主自律的健康生活方式。

"健康中国名医在身边"丛书将分辑出版，旨在使读者读有所得、读有所获。健康是促进人们全面发展的必然要求，是经济社会发展的基础条件。实现国民健康长寿，是国家富强、民族振兴的重要标志，也是全国各族人民的共同愿望。希望本丛书能为推进健康中国建设，提高人民的健康水平贡献自己的一份力量。

目录
Contents

乳房的内里乾坤

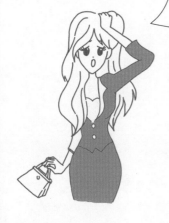

不可不知的乳房小秘密

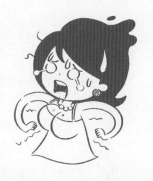

乳房的声音：
爱我你就摸摸我

乳房的常见疾病

带你认识乳腺癌

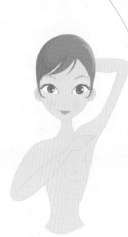

呵护生命之树，
呵护健康乳房

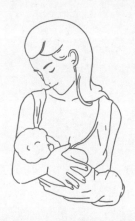

乳房的
内里乾坤

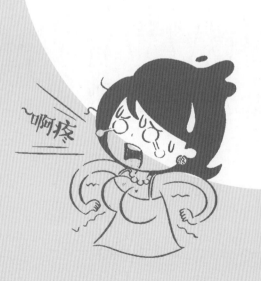

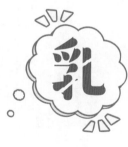

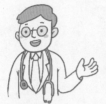

乳房的成长史

　　女性的一生，从呱呱坠地的婴儿，到青春飞扬的少年，经过热情似火的青年，跨过成熟稳重的中年，再到迟暮之年。这期间，我们的容颜、角色、思想都在不断变化，可是，你有注意到自己最亲密的朋友——乳房的变化吗？乳房如花，伴随我们的一生，从蓓蕾初成，到含苞待放，再到美丽盛开，而后枯萎，也有自己的成长史。

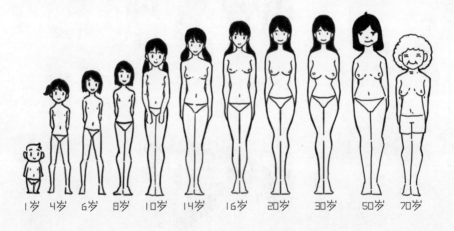

1岁　4岁　6岁　8岁　10岁　14岁　16岁　20岁　30岁　50岁　70岁

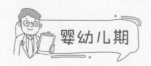

婴幼儿期

　　刚刚出生的婴儿，胸部平坦，胸前只有两朵粉色的"花花"，乳头凹陷，乳晕已经成形。出生后的1周内，妈妈常常会发现宝宝的乳房有点肿，并且乳头还会流出乳汁。这是什么原因呢? 因为受母体雌激素的影响,无论男宝宝还是女宝宝,均会出现乳房肿大或乳头溢液。这个时候,可千万不要去挤或揉宝宝的乳房,一旦不慎,引起感染可就麻烦了。3~4周后,随着宝宝体内雌激素水平下降,双乳逐渐恢复正常并进入发育静止期,一直到7岁左右。这一时期的男宝宝、女宝宝乳房外观上没有明显差别。

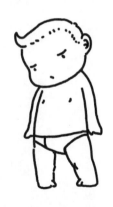

少儿期

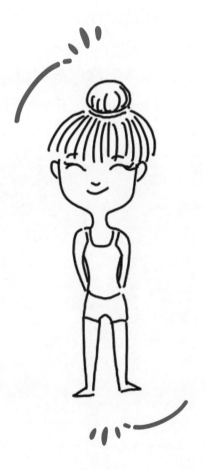

8岁左右,女孩子的双乳就像初成的蓓蕾一样。随着年龄不断增长,雌激素开始分泌,贴在胸前的两朵"小花"逐渐变得立体,乳头也渐渐凸出来了,碰到乳房偶尔还会有点疼痛,洗澡时还能摸到乳房内长了个小疙瘩。这个时期,因为生理知识的缺乏,女孩子常常感到些许恐慌,感觉自己和别人不一样或者以为自己生病了,因此,妈妈要给予适当的生理知识的教育。

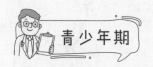

　　14岁左右，随着月经的到来，女孩子的双乳开始变得更加挺立。这一时期，随着雌激素的分泌，月经周期逐渐建立，女孩子的乳房组织发育已趋于完善，乳头、乳晕相继变大，双乳更加挺拔且富有弹性，朝气蓬勃，逐渐成为一道美丽的风景。妈妈可以帮忙选择一些适合孩子的少女文胸穿戴了，松紧适宜、面料柔软的棉织品最好了。随着月经周期的建立，女孩子常常会感觉月经来潮前双乳疼痛，月经来潮后疼痛又随之而去。这种疼痛是什么原因引起的呢，后面的篇章会有详细解释。这个时期可是乳腺纤维腺瘤的高发期，如有摸到乳房内有像橡胶球一样光滑的肿块，并且大小不会随着月经改变，一定要及时到医院就诊。

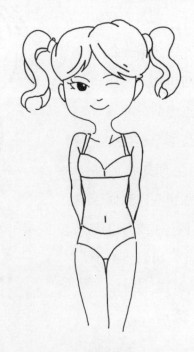

成年期

　　这个时期的女性拥着最丰满的胸部，双乳呈半球形，胸部的重量增加，但却没有因重力作用出现下垂的征象。胸前饱满的双峰勾勒出女性完美的曲线，让刚刚成年的女孩平添几分温柔性感。一般到了这个时候，女孩子的胸部就已经发育到最佳状态了。如果到这个时候，有女孩子觉得自己胸小，开始寻求一些丰胸方法，可一定要慎重了。有时候双峰没拔高，反而会酿成悲剧了。

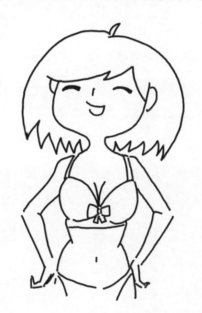

孕乳期

　　这一时期，青春朝气的女孩子开始经历人生中最重要的身份转变——母亲。怀孕期间，乳头、乳晕增大，颜色加深，乳晕处

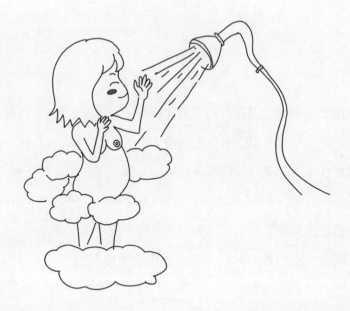

开始出现一些白色的小突起，并且能分泌出少量的液体。这些小突起可不是病，它们是蒙哥马利腺，后面有它们的专篇介绍哦。

哺乳期间，在雌激素、催乳素等各种激素的刺激下，盛着满满乳汁的双乳更加膨胀，不少女性开始出现乳房下垂的迹象，乳房的下部叠在胸部皮肤上，可见一个隐藏的皱褶。这个时候可以穿戴合适的文胸，防止乳房下垂。哺乳期是乳房延续生命的最重要时刻，哺乳期乳房护理尤为重要。一旦护理不周或哺乳不规律，引发哺乳期乳腺炎，影响正常哺乳，这可就急坏宝宝，愁坏妈妈了。

更年期

由于体内激素水平的下降，乳房开始萎缩，乳房表面的皮肤逐渐松弛，乳房弹性降低，乳房下垂已非常明显，仿佛两只未放

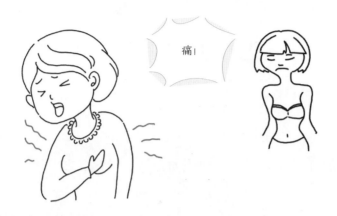

完气的气球挂在胸前。这个时候乳腺癌的发病率较前增大，因此，女性朋友要格外注意乳房的检查，养成乳房自检的习惯，一旦发现有"风吹草动"，及时到医院寻求专科医生检查。

老年期

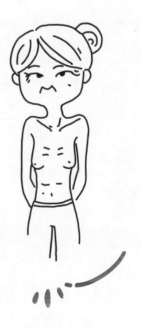

这时期的乳房就像枯萎的花朵一样，皮肤充满皱纹，并且变得松软平坦，没有丝毫生机。但是，每一个人都知道她的伟大，她为人类养育了下一代，培养出一个又一个绚烂的花季。

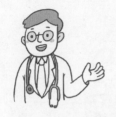

乳房的构造

了解完乳房的成长史，是不是对乳房的构造更加充满兴趣？下面我们就来揭开乳房的"神秘面纱"，看看它的真面目吧。

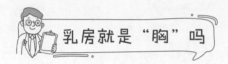

乳房就是"胸"吗

大家常常以"胸部"来称呼乳房，但是，从医学角度来说，"胸部"这个称谓对于乳房来说，有点大了。

没错，乳房长在胸前，从表面看，成年女性乳房位于胸前第2~6肋骨之间，内可到达胸骨旁线，外可到达腋中线，左右乳房对称。乳头位于第4、第5肋骨水平。由于乳房大小的不同，乳房的位置可能存在1~2cm的差异。

但是，乳房只是胸前的附属器官，位于胸大肌的表面，就像是附着在胸大肌和皮下的一个实性气球一样，它只是胸部的一部分，并不等同于整个胸部。

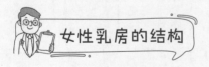

女性乳房的结构

女性乳房是由乳头、乳晕、乳腺叶、乳腺小叶、各级导管、脂肪和纤维组织构成的。

乳头位于乳房中央，一般为圆柱形，是输乳管的开口处，充满营养的乳汁就是从这里流出来的。

乳晕是乳头周围环绕的颜色较深的环状区域，乳晕上的白色小肿块，如小疙瘩一般，叫作蒙哥马利腺。它们会分泌润滑物质以保护和滋润乳头。

乳腺叶、乳腺小叶以及各级导管共同组成乳腺组织。乳腺小叶是乳腺的基本单位，由末梢导管和腺泡组成。乳腺小叶和各级

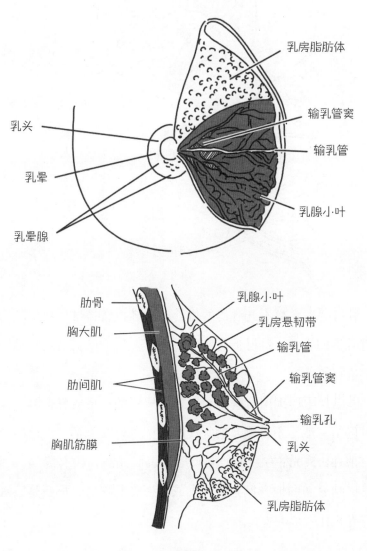

导管构成一个乳腺叶，以乳头为中心、呈放射状排列的15～20个乳腺叶就组成了乳腺组织。乳汁就是从腺泡产生，然后通过各级导管、输乳管输送到乳头。看下图，乳腺组织的结构是不是有点像小树枝的形状呢？

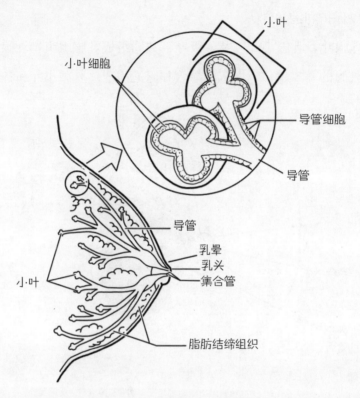

乳房的发育离不开乳房的血管，动脉血管持续供血给乳房，促进乳房的生长；静脉血管则将"耗尽氧气"的血液再次运输回肺部进行交换。

淋巴是阻碍细菌、病毒等外来入侵者的一道盾牌，乳房深部的淋巴结一般是不可触及的，浅表部位可以摸到部分淋巴结，大小一般在0.5cm左右，类似椭圆形，表面光滑，没有疼痛。如果在淋巴结分布的地方摸到了肿大或者疼痛的疙瘩，那还是去医院看看专科比较放心。

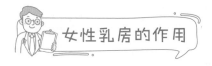

女性乳房的作用

乳房作为女性重要的第二性征，在女性展示自身美丽的作用上功不可没，但是别忘了，乳房还有更重要的功能，那就是泌乳，这是人类得以繁衍不息的主要原因。在哺乳期，用乳汁喂养自己的宝宝，那也是做母亲的自豪。同时，乳房作为一个性器官，在性生活中也起了重要作用。

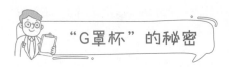

"G罩杯"的秘密

既然大家的结构是一样的，为什么大家的乳房大小不一样呢？这不得不说到乳房的脂肪组织了。在成年女性的乳房中，脂肪组织占了很大部分。它主要存在于乳房的皮下、内部和基底部，包围着除乳头、乳晕部位外的整个乳腺，增加乳房的柔软度。所以很多的"大胸"是因为乳房内脂肪组织丰富，使乳房变得更加充盈饱满。

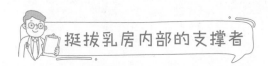

挺拔乳房内部的支撑者

乳房能够变得更挺拔，则要依靠乳房中的悬韧带。它们从乳腺内延伸到胸壁和乳房的皮肤，帮助固定乳房的位置和形状。在哺乳期和老年期，乳房会出现不同程度的下垂，也是因为这些韧带松弛或弹性下降导致的。

说了这么多，亲爱的朋友们，你们了解乳房的真面目了吗？

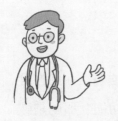

激素对乳房的影响

　　很多女性朋友已经发现，乳房在月经来潮前比平时要大，正疑惑自己是不是要开始"二次发育"，月经期一过去，才发现乳房又"缩水"了，变得跟平常一样。相信不少女性朋友都有这"惊奇又恼人"的发现，不必惊慌，这都是乳房背后的那个家伙——激素，在捣鬼。

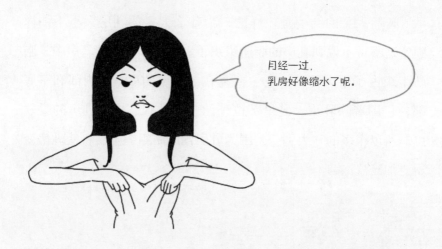

月经一过，
乳房好像缩水了呢。

　　乳腺的生长、发育和乳汁的分泌都离不开各种激素的调节，包括垂体前叶激素、卵巢激素、肾上腺皮质激素、甲状腺激素、生长激素等，其中以垂体前叶激素、卵巢激素最为重要。

　　卵巢在垂体前叶激素正常分泌的情况下，能够分泌雌激素和孕激素，雌激素促进乳腺导管的生长，孕激素促进腺泡发育和乳腺小叶的形成，二者共同促进乳房的发育。女性在青春期开始后，卵巢中的卵泡成熟，大量分泌雌激素，促进乳腺组织的迅速发育。

众所周知，月经周期可分为三个阶段。

增生期（排卵前期、卵泡期）：相当于月经周期的第5～14天，此时卵泡开始分泌雌激素，使子宫内膜逐渐修复和增厚，血管和腺体增生，卵泡发育直至成熟排卵，此时的雌激素水平尚不足以引起乳房的变化，因此双乳在排卵前期及卵泡期没有明显不适。

分泌期：由排卵期到下次月经来临之前，即月经周期的第15～28天，此时黄体生长成熟，并分泌大量孕激素和雌激素，在雌激素、孕激素作用下，子宫内膜及腺体继续增长，并分泌黏液，为受精卵的种植和发育准备条件。而乳房由于受到大量雌激素、孕激素的影响，会变得充血水肿，因此感觉双乳胀痛难忍，乳房变大。

月经期：卵细胞若未受精，黄体会逐渐萎缩，雌激素、孕激素分泌急剧减少，子宫内膜血管痉挛，使子宫内膜缺血坏死而剥离，血管破裂出血，血液及脱落的内膜碎片经阴道排出。由于雌激素、孕激素的急剧减少，月经到来，双乳充血水肿迅速消退，仿佛气球被放了气一样，又变回以前的样子。

这样一说，是不是感觉乳房也像有生理期一样呢？哈哈，其实，都是激素变化引起的，谁让乳房是双对激素敏感的"姐妹花"呢。

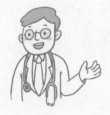

基因与乳腺的秘密

有的女性朋友或许已经发现，如果母亲的乳房小，自己成年后乳房发育也不大；如果母亲的乳房大，成年后自己的乳房也挺丰满的。难道乳房也遗传？还真是，有时还会"隔代遗传"，譬如有的女孩发现自己的乳房和母亲的不一样，却和奶奶的大小差不多。

这里，我们要说的就是基因了，乳房的大小与神奇的基因密不可分，而且和父母双方的基因都有关系。因为人是由来自父母双方各提供的一条染色体组成的受精卵分化成长起来的，在这两条神奇的"带子"上分布着的基因可以决定乳房的形状和大小，是半球形还是圆锥形？是A杯还是D杯？这些都是基因决定的。这也是为什么有些朋友觉得自己的乳房长得与母亲的乳房相似，有

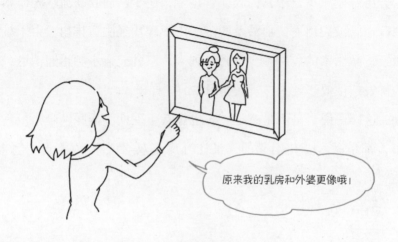

原来我的乳房和外婆更像哦！

些朋友则觉得自己的乳房遗传了奶奶的乳房大小。

听完之后，胸形饱满的女性朋友是不是想仰天大笑，胸形偏小的女性朋友是不是想找个小角落"默默地哭一会儿"。其实不用担心，乳房的大小虽受遗传因素影响，但是饮食、运动和良好的生活习惯都能促进胸部的发育。

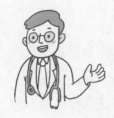

副乳的由来

　　不少女性朋友穿内衣时发现自己腋窝前凸出来一坨肉，有的上面还长了个小小的乳头，月经前乳房胀痛时它也胀胀的，穿背心或其他露肩衣服时凸出更明显，实在难看。有的朋友费尽心思把它塞进衣服里遮住，却发现上肢稍微一活动它就又跑出来了，真是个磨人的"小妖精"。但其实，我们生活中提到的"副乳"，和医学上真正的副乳并不是同一个东西。

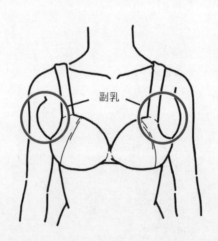

副乳

　　副乳，听其名，就知道它跟正常乳房的地位有差别。医学上所指的副乳是在正常乳房附近的单个、一对或者几对发育完全或者不完全的乳房，临床上把这种症状叫作多乳房症。简单来说，乳房长得多并不是什么好事情，而是一种乳房先天性发育畸形的病。下面我们就来说说副乳的历史吧。

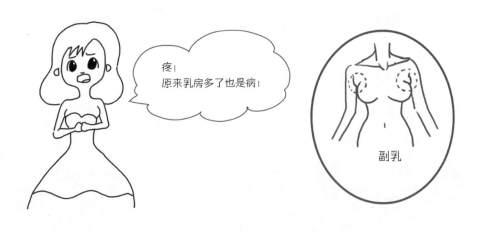

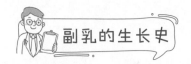

副乳的生长史

　　在胚胎发育的第6周，从腋下到腹股沟的身体两侧，存在着乳腺始基线，这是乳房发育的基础。在胚胎发育第9周时，绝大部分乳腺始基开始退化，只保留胸前锁骨中线第5肋间水平的一对继续发育成婴儿的乳房，也就是后来逐渐发育的正常乳房。那么在始基线上不甘心"退隐江湖"的这些乳房，便开始发育成副乳，形成了多乳房症。还有那些发育在始基线外的"迷路"的乳房，我们称之为迷走乳腺，它也属于副乳的一种。

　　别看副乳长的部位不正常，"惹祸"的本事可不小呢。副乳因

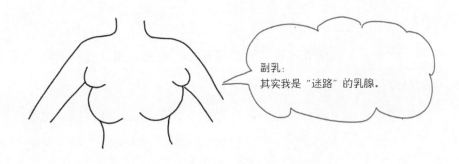

为和正常的乳房组织来自同一"祖先"，所以它具有与正常的乳房组织相似的变化。在青春期，副乳和正常乳房一样会随月经期变化，在经前有肿胀、疼痛、不适感等。在妊娠期，副乳也可能会与正常乳房一样分泌乳汁。而且，不论副乳的大小，不管它长得美或丑，有没有乳头、乳晕，只要它具有乳腺实质，都有可能发生这些变化，甚至会跟正常乳房发生相同的疾病。总之，副乳就是不让人省心。

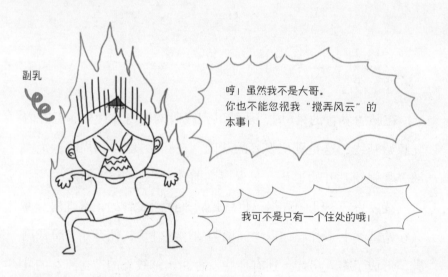

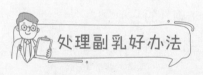

那么，怎么揪出这个"小妖精"呢？

位于腋下的副乳比较容易被发现。正常的乳房从乳头到腋下的高度呈下降趋势，如果在腋下发现又出现一个小高峰，或者摸到肿块，一般可以诊断为副乳。那位于其他部位，如腹部、腹股沟、上肢等部位的副乳，可以根据局部摸到有小肿物，并且这个肿物还跟正常的乳房一样，在月经前有疼痛，月经后消失，哺乳期甚至有乳汁分泌等症状来进行诊断。当然，对确定这个"小妖精"最好的办法，就是去医院做个B超看看，让它在超声波下"现出真形"。

对这个"磨人小妖精"有没有好的处理办法呢？答案是肯定的。如果副乳伴随月经出现了胀痛等不适症状，可以通过服用药物来"教训"它，但却不能消灭副乳。多乳房症是先天发育异常所致的一种疾病，它不能自然消退或者通过药物消除。如果再也不想看到它，办法只有一个，那就是——"斩草除根"之手术疗法，彻底把它切掉。当它没有异常变化时，对身体是无害的，不必在心理上产生不安、恐惧等情绪，但是，当副乳产生疼痛、炎症或者增生病变时，还是建议及时去医院治疗，以免耽误病情。

看完了这一篇，是不是觉得自己虽然只有一对乳房，但是它长在了正常位置，想想还有点幸运呢。

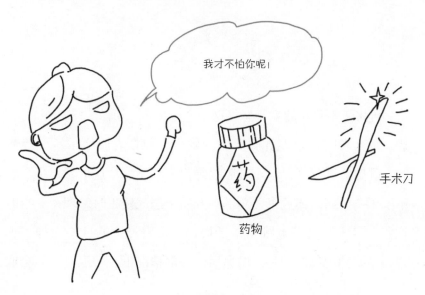

我才不怕你呢！

药物

手术刀

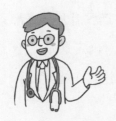

情绪与乳房健康

"好气啊！""哎！气到我胸痛。"相信大家在生活中或多或少都听过这样的感叹。那么，情绪的好坏与乳房健康有没有关系呢？有！从中医角度来说，情绪可分为喜、怒、忧、思、悲、恐、惊七种，每种情绪对于人体的影响都不一样。

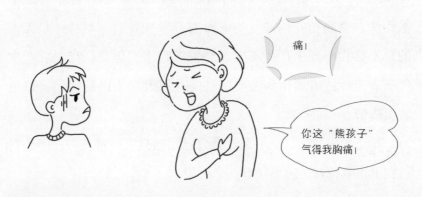

痛！

你这"熊孩子"气得我胸痛！

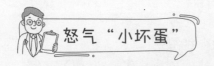

怒气"小坏蛋"

乳房最不喜欢的就是怒气这个"小坏蛋"了。

研究表明，很多乳腺疾病的发生，包括乳腺增生、乳腺囊肿、乳腺纤维腺瘤，甚至乳腺癌等都与"怒气"这个"坏蛋"脱不了干系。当人体这个"总部"开始被怒气侵犯时，理智、平静这些"卫士"会马上跳出来抵挡，告诉自己，遇事要冷静、理智，不要冲动，冲动是"魔鬼"。一般情况下，"卫士"们会取

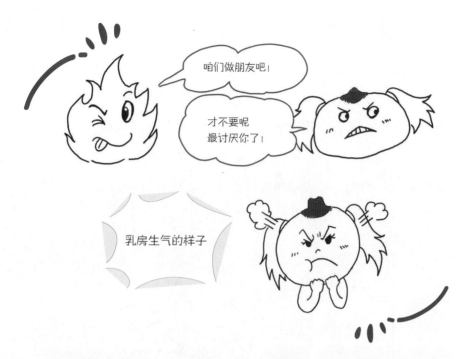

乳房生气的样子

得胜利，但有时候"敌人的炮火"太强烈，突破了理智、冷静这些"防线"，人体就会被怒气所"主宰"，做出一些冲动的事情。怒气也会干扰人体系统内运行的各个子系统，首先受干扰的就是肝脏，它是最为娇弱、最易受怒气侵犯的地方。当然，这里所说的肝脏指的是中医脏腑学说中五脏之一的肝，并不完全指体内实质性的肝脏。

当肝脏这个"分部领导"被怒气侵犯后，会导致整个系统秩序出现紊乱。到达头部，可能会出现头痛、头晕的症状；到达胸部，会出现胸闷、胸痛的症状；到达腹部，可能会引起腹痛、月经不调等的症状。如果怒气这个"坏蛋"没有被及时清理，"驻扎"在各个部位的时间变长，可能会出现其他更为严重的疾病。乳房也归肝脏系统调控，乳房受怒气影响后，会出现乳房胀痛、乳头疼痛等不适。

当然，有时候"敌人的火力"太强，我们进行强行压制，也有可能得到相反的效果，有点像武功秘籍里的"反噬"。那怎么办呢？当"敌人的进攻"不是很强烈的时候，我们可以派出我们的"卫士"，进行自我调节；当"炮火"太猛烈的时候，我们可以找到合适的途径，比如唱歌、运动等方式把怒气宣泄出去。平常的时候，我们也可以多培养自己的"亲卫军"、愤怒的"终结者"——喜悦，不断提升自己的"防御力"。

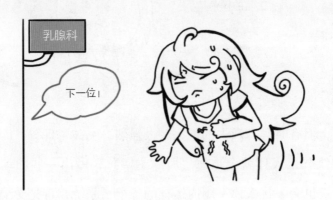

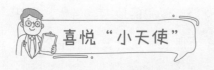

喜悦"小天使"

如果说愤怒这种情绪是个"小坏蛋"，那么喜悦就是上天派来打败"小坏蛋"的"小天使"。

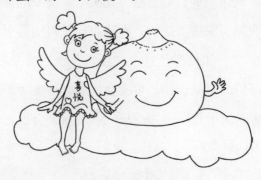

喜悦是人体最喜欢的情绪，不管是大脑这个"最强司令官"，还是肝脏、乳房这些"军官"，都喜欢喜悦这种情绪的到来。它会让人体洋溢着开心、幸福的"圣光"，会加快人体内各系统的工作效率，会清除人体内残留的愤怒、焦虑等不良情绪，会让人精神饱满、容光焕发。对于乳房来讲，喜悦的来临，会让乳房这座"房子"更为舒适，减少疼痛的干扰。当然，"圣光的照耀"也不是越多越好，它需要有一个度，不然天天被"照耀"，也很容易"晒黑"呀。耳熟能详的范进中举的例子可不就是"晒伤"的表现。至于"度"这把"秤"，还得你自己来把握，保持住它的平衡，让自己既能笑容灿烂，又不至于"晒得乌漆嘛黑"。

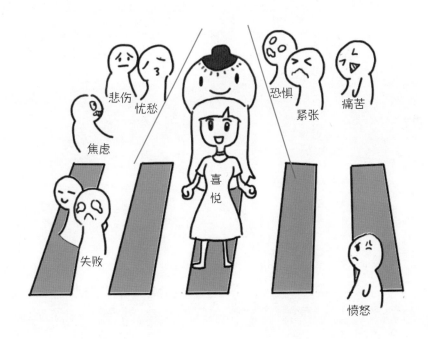

有时候，忧愁、悲伤、恐惧、紧张、痛苦、焦虑这些"小喽啰"也会出来蹦跶。虽然它们的"武功"不强，但是时不时的"骚扰"也会干扰人体系统的稳定，人们可能会出现消极、低沉、不安等情绪反应。当然，生活在现代社会，要完全隔绝这些不良情绪是很难实现的，没经历过几次愤怒、失败、痛苦等情绪，都不能算得上完整人生嘛。所以，面对这些"小喽啰"，我们首先应该相信自己，相信自己可以做到，然后努力去击败它。当你取得小小胜利的时候，喜悦这名"大将"就会帮助你一起把这些"小喽啰"干掉。

　　看完这篇文章，你是否已经准备好要开怀大笑了呢？

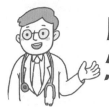

月经前乳房疼痛怎么办

不知你有没有这样的发现，在月经来潮前几天，乳房这个"信使"就开始"报信"了，会出现乳房体积增大、乳房胀痛、乳头疼痛等症状。等月经一来潮，这些症状就消失了，到下一个月经周期又开始出现。

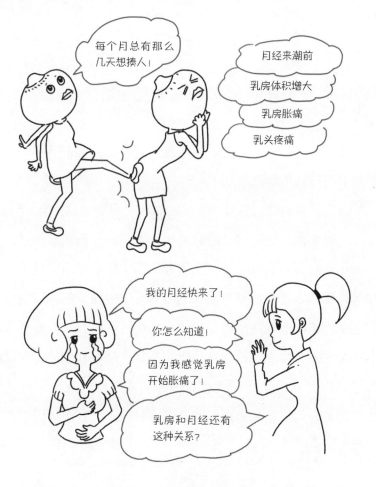

这是因为，乳房也和卵巢一样，受体内雌激素、孕激素等激素水平的调节，随月经周期一起发生变化。

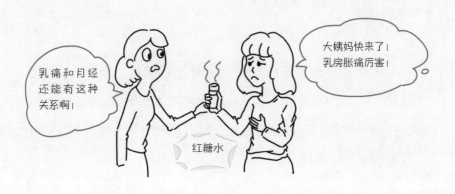

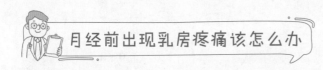

月经前出现乳房疼痛该怎么办

我相信这是大家最关心的问题。下面我们就来了解一下解决经前乳房疼痛的办法。

首先，我们要了解乳房疼痛的时间、程度、部位等。

一般来说，如果疼痛的时间短，多与月经来潮有关系；只有轻微的胀痛，不影响心情、生活和工作；乳房疼痛，但摸不到肿块等，那么，这可能只是简单的经前乳房疼痛，你可以通过下文叙述的方法来减轻疼痛。如果乳房疼痛的时间长，与月经来潮没有明显关系；疼痛持续存在，影响工作、学习和生活；自己在触摸乳房时可以摸到肿块；或者不在哺乳期内，乳头却有乳汁流出，那么，建议还是去医院的乳腺专科检查，查出病因，再对症治疗更适合。

如果确定了自己的乳房疼痛只是简单的"调皮"，那么我们可以通过下面的几种办法来好好"调教"它。

　　最简单的办法就是——音乐疗法。可不要小看音乐，有不少实践证明，音乐是缓解疼痛的好办法呢。你可以选择节奏轻快、旋律流畅动人的音乐，舒缓心情，让自己沉浸在音乐的海洋，忘却疼痛。如果觉得音乐只能算"调味料"的话，那就再加点运动吧。可以进行慢跑、瑜伽等有氧运动，也可以选择八段锦、五禽戏、太极拳等来调畅气机。如果有兴趣的话，广场舞也是个不错的选择。那些跳广场舞的阿姨们每天都是笑容灿烂、激情满满地沉浸在舞蹈中。

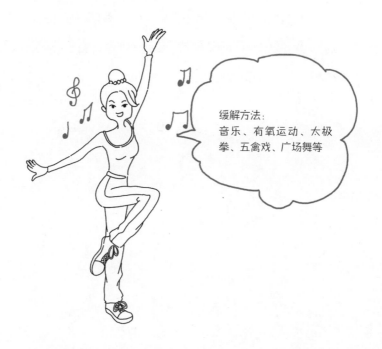

　　我们还可以通过饮食——这项最令人喜爱的途径来减轻疼痛。可以泡玫瑰花茶、陈皮山楂茶、橘叶红枣茶等，也可以简单

地做一些药膳，比如佛手柑粥、海带汤、当归鸡、胡萝卜红枣汤等，发挥食物的魅力，赶走疼痛。可以每天进食富含纤维素的蔬菜和水果，比如韭菜、芦笋、胡萝卜、芥蓝、香蕉、猕猴桃等，减少脂肪的吸收。鱼类、海带、乳制品、菌类也是不错的选择，它们会在一定程度上提高人体的"防御能力"，使乳房不容易被干扰。也能通过进食花生、核桃、芝麻等坚果补充人体需要的微量元素，来缓解乳房疼痛。同时应该尽量减少高脂肪、高糖分、高热量，如油炸食品、烧烤、咖啡、巧克力等食物的摄入。

保持生活的规律性，按时吃饭、睡觉，不熬夜，保持积极乐观的心态也是预防乳房疼痛和疾病的好方法。毕竟，如果一直让乳房这座房子灯火通明，也很容易发生"灯管爆炸"的事件。

了解了这么多办法，不如现在就开始行动，为自己量身定制一套预防及缓解乳房疼痛的办法吧！

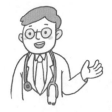

胸痛的花样病因

你觉得胸痛就是乳房疾病吗？那可不一定。在胸部这个人体的重要分部里，有肺、心脏这类至关重要的脏器，有主动脉、肺动静脉、上腔静脉等维系着人体血液的重要血管，还有神经、肌肉、肋骨和淋巴等组织，大家一起组成了胸部这个"小家园"。所以，胸痛包括乳房疾病，但胸痛又不单单只有乳房疾病。

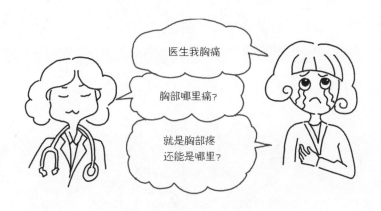

医生我胸痛

胸部哪里痛？

就是胸部疼还能是哪里？

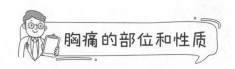

胸痛的部位和性质

对于胸痛这个"大魔头"，我们首先要明确它在胸部哪里"挑起战争"，也就是胸痛的部位和性质。如果是单纯乳房疾病产生的疼痛，部位一般局限于乳房，不影响胸部的其他部位。疼痛以胀痛为主，可伴有固定位置的刺痛，或者可以触摸到小肿块。对于这类乳房疾病，建议及时去医院就诊，为肿块"验明正身"。

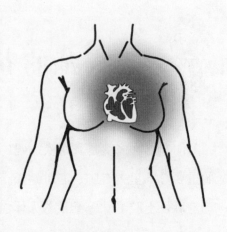

如果胸痛的位置位于两乳之间偏左的位置，且突然发生，疼痛剧烈，伴心慌胸闷、冷汗淋漓，甚至出现左肩部疼痛，那可要警惕是否为心脏病发作，应立即前往医院就诊。如果疼痛的位置位于胸部正中，以突然发生的撕裂样疼痛为主，休息不能缓解，则要小心主动脉夹层的出现。虽然这个疾病出现的概率很小，我们也要提高警惕，一旦出现，要立即就诊。

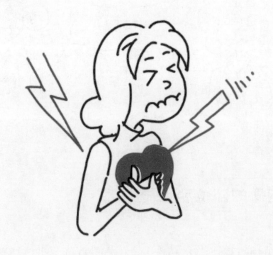

如果疼痛突然发生在一侧胸部，以乳房上方部位居多，伴有胸闷、气喘、呼吸困难，用手指尖轻轻敲打可听见像击鼓一样的声音，这有可能是外界气体进入胸腔，或者肺泡不小心破裂引起

了气胸。如果疼痛位置固定，且在夜间发生的次数更多，伴或不伴有胸闷、咳嗽等症状，那可要警惕肺脏的"大BOSS"——肺癌。出现这两类情况，都建议不要拖延，及时去医院就诊。

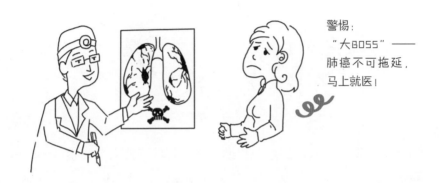

警惕：
"大BOSS"——
肺癌不可拖延，
马上就医！

是不是突然有点"闻痛色变"？不用担心，"大魔头们"一般不会轻易出来，除非你集齐了劳累、焦虑、抑郁、熬夜、暴饮暴食等各类不良的"危险报告卡"。

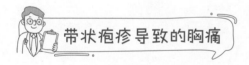

带状疱疹导致的胸痛

还有一种容易被人忽视的胸痛——带状疱疹，俗名"缠腰火丹"。

这种疾病由带状疱疹病毒引起，在人体虚弱、抵抗力下降的时候最易发生，表现为出现一条条带状的疱疹。发生在腰部，表现为疱疹像火蛇一样围绕腰部；发生在胸部则容易沿着肋间神经分布，表现为小水疱，伴疼痛、灼热感，疼痛以夜间为主。带状疱疹容易被忽视，是指它在初起的时候，可能只表现为疼痛，当

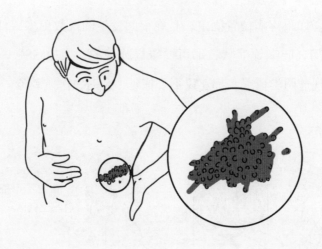

病情继续发展，水疱们才会相继出现。带状疱疹对药物很敏感，当发现自己长了这种疱疹，只要对症治疗，1~2周水疱就会消失。但是有时候，我们也会把带状疱疹叫作"老顽固"，因为水疱虽然消失了，但是遗留下来的神经疼痛却会持续很久。真是恨不能将它"连根拔起"！对于这类疼痛，中医的针灸有很好的疗效。

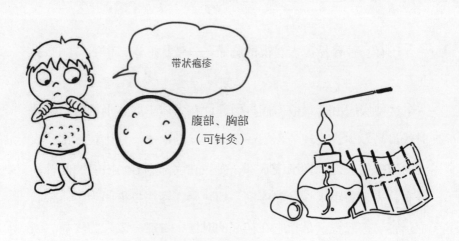

带状疱疹

腹部、胸部
（可针灸）

胸痛这个"魔头"的花样繁多，可不只有乳房疾病，一不小心就会"上当"。因此，我们要提高警惕，把问题想得更全面，不放过"魔头"露出的任何"蛛丝马迹"，在它开始露出"苗头"的时候，就赶紧"歼灭"它，不让它继续"横行作乱"。当然，如果对疼痛的原因不明确，建议大家还是及时去医院寻求专业的诊疗，让胸痛这个"魔头"无所遁形。

不可不知的 乳房小秘密

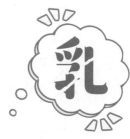

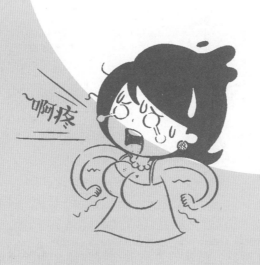

啊疼

乳

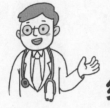

当女人"挺"好还是给乳房松松绑呢

平日里，胸罩是长期陪伴广大女性朋友的"贴身密友"，每次去内衣店选购胸罩时总会听售货员说道：

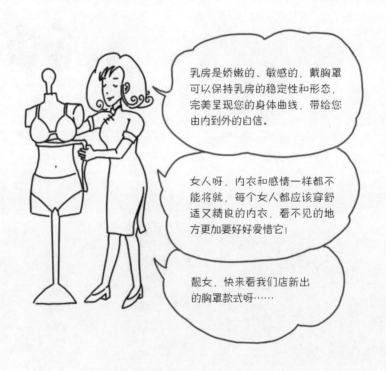

这不禁让人疑惑，戴胸罩真有这么好？还是为了推销商品所打的广告口号？

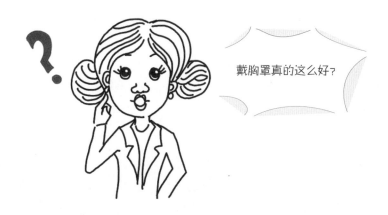

戴胸罩真的这么好?

　　曾经有研究提出，每天戴胸罩12小时以上的女性比短时间穿戴或者根本不戴胸罩的女性患乳腺癌的概率高出21倍，而那些晚上睡觉也戴胸罩的女性，患乳腺癌的可能性则要高出100多倍。理由是：因为胸罩对胸部卡压会影响乳房部分淋巴液的正常流通，久而久之会使乳腺的正常细胞发生癌变，长时间戴胸罩可能导致乳腺癌。

　　这一说法让广大女性心惊胆战。戴吧，可能会引起乳腺癌；不戴吧，凸起的乳头有时也挺尴尬。胸罩究竟是戴好还是不戴好呢?

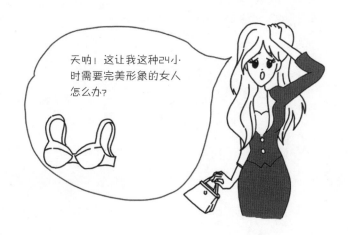

天呐! 这让我这种24小时需要完美形象的女人怎么办?

关于戴胸罩会引起乳腺癌这一说法目前并没有得到证实，国际公认的乳腺癌指南中关于乳腺癌的危险因素并没有把戴胸罩这个因素列入其中。对于这件事，不同的人有不同的看法。

① 不戴胸罩好

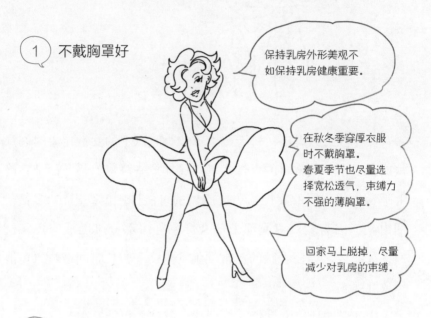

保持乳房外形美观不如保持乳房健康重要。

在秋冬季穿厚衣服时不戴胸罩。春夏季节也尽量选择宽松透气，束缚力不强的薄胸罩。

回家马上脱掉，尽量减少对乳房的束缚。

② 戴胸罩好

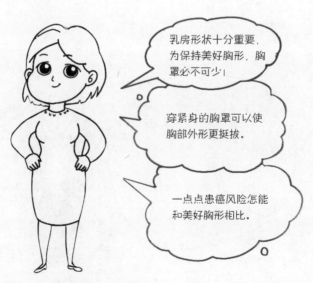

乳房形状十分重要，为保持美好胸形，胸罩必不可少！

穿紧身的胸罩可以使胸部外形更挺拔。

一点点患癌风险怎能和美好胸形相比。

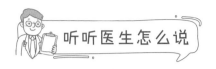

其实，在乳腺科医生看来，以上两类说法均显偏颇，"罪"不在胸罩，在于没有穿戴合适的胸罩。国外关于穿戴胸罩与乳腺癌关系的调查结果显示，长时间穿戴勒紧胸部的胸罩确实不利于乳房保健，其原因来自两方面，一是没有穿戴合适的胸罩，二是穿戴时间过长。那些因长时间戴胸罩而患上乳腺疾病的女性，十有八九是因为选择的胸罩不合适。

值得提醒的是，盲目"裸胸"也不可取。因惧怕乳腺疾病而抛弃胸罩难免有些"因噎废食"。乳房是娇嫩、敏感柔软的体表器官，不像心肺等内脏器官一样有强大的骨骼保护，平时容易受到撞击、挤压，甚至在跑跳时可能牵拉到乳腺组织。穿戴胸罩可以保持乳房的稳定性和形态，盲目"裸胸"就等于放弃了胸罩塑形和保护乳房的作用。

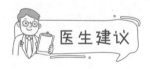 医生建议

（1）女性要选择适合自己胸围和罩杯的胸罩，以松紧适宜为好。

（2）如果因工作需要或在公共场合穿戴胸罩时间长的，尤其在12小时以上者，应选择面料透气、束缚力不强的胸罩。

（3）每天下班回家后，或假日里不去公共场所时，可尽量解开胸罩，让乳房"有张有弛"。

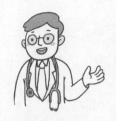

什么样的胸罩适合你

现在市场上的胸罩品牌五花八门，随处可见护胸、聚拢、药物治疗等名目功能。在繁多杂乱的品牌宣传中如何选择适合自己的胸罩呢？这确实是需要了解的一门学问。

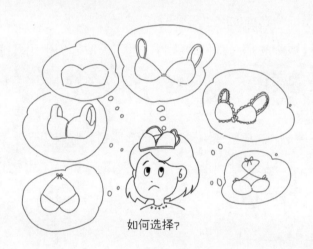

如何选择？

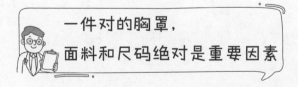

一件对的胸罩，
面料和尺码绝对是重要因素

面料：应挑选以全棉或丝等天然原料为制作面料的胸罩，化纤合成材料的胸罩虽然外形"挺"或"酷"，但长期使用会影响乳房健康。

尺码：胸罩的尺码必须跟穿戴者的胸围相符，太大起不到承托乳房的作用，太小则会令乳房受到挤压，影响发育。要选对尺码，关键是弄清下胸围的尺寸以及上下胸围之差，这是确定胸罩尺码和罩杯型号的依据。

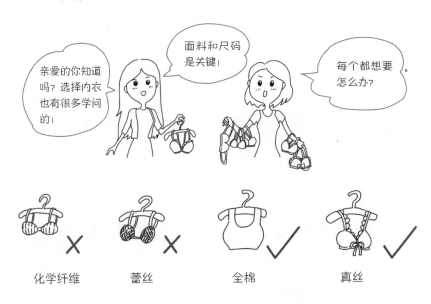

化学纤维 ✗　　蕾丝 ✗　　全棉 ✓　　真丝 ✓

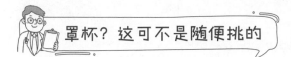

罩杯？这可不是随便挑的

① 测量上、下胸围

请看图示：

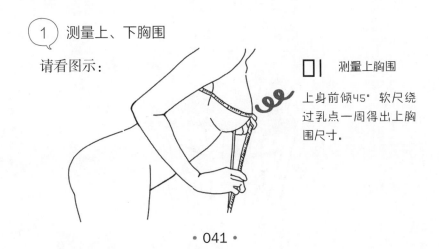

▯▮ 测量上胸围

上身前倾45°软尺绕过乳点一周得出上胸围尺寸。

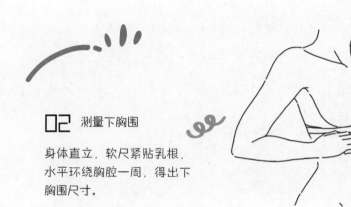

02 测量下胸围

身体直立，软尺紧贴乳根，
水平环绕胸腔一周，得出下
胸围尺寸。

② 计算罩杯

罩杯的大小指的是胸罩"杯"的深度：罩杯=上胸围-下
胸围。

罩杯的大小划分如下：

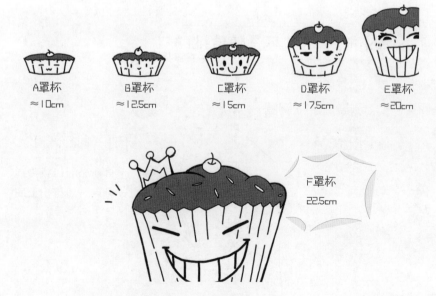

A罩杯
≈10cm

B罩杯
≈12.5cm

C罩杯
≈15cm

D罩杯
≈17.5cm

E罩杯
≈20cm

F罩杯
22.5cm

③ 选择尺码

胸罩的尺码=下胸围的尺寸+罩杯级。

例如上胸围88cm，下胸围76cm，那么罩杯就是上胸围减去下胸围（88cm-76cm=12cm），12cm对应的是B杯，而下胸围是76cm，所以文胸应该选择的尺码是75B。

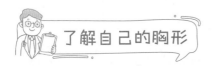

了解自己的胸形

知道了自己胸部的尺码之后是不是就能选择合适的胸罩了呢？

别着急，你还需要了解自己的胸形呢。

乳房外形大体分为六种：

圆锥形：乳房隆起较小，底部也不大，但整体挺拔，呈圆锥状。

半球形：乳房隆起较大，且饱满，如同网球的两半。

圆盘形：乳房隆起不高，但底部不小，像薄薄的两个盘子挂在胸前。

纺锤形：乳房隆起很高，但底部不大，使乳房向前突出并稍有垂感，像纺锤。

下垂Ⅰ形：乳房隆起但下垂，下侧一部分碰到胸部。

下垂Ⅱ形：乳房顶点位置很低，使整个乳房呈向下垂挂状。

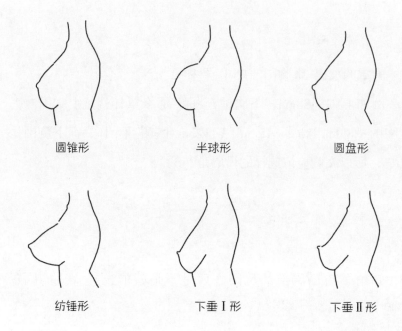

圆锥形　　　　　　　半球形　　　　　　　圆盘形

纺锤形　　　　　　　下垂Ⅰ形　　　　　　下垂Ⅱ形

　　我们东方人多见圆锥形和圆盘形乳房，乳房小，不需要过多的力量来支持乳房的重量，因此选择内衣时，可以选择轻巧型胸罩。当然，如果想营造"双峰挺拔"的视觉效果，则可以选用带胸垫及聚拢效果的内衣，通过向内推拢双乳，从而显得胸部挺拔高耸。但是一定要适可而止，以乳房的舒适为主，毕竟聚拢效果好的内衣难免对乳房造成一定的压迫，不适合长时间穿戴。

　　半球形、纺锤形乳房是外形比较理想的乳房，如果乳房较大，建议选择使用3/4罩杯和全罩杯内衣，宽肋带，包裹性好的胸罩以防止乳房下垂。

　　下垂形乳房则需要选择承托力量较大的内衣，以保护下垂的乳房。

　　好啦，了解以上内容，下面就是最后一步了——选胸罩！

记住哦，除了选择自己喜欢的款式、陪衬各种衣服之外，最主要的还要舒适合体。

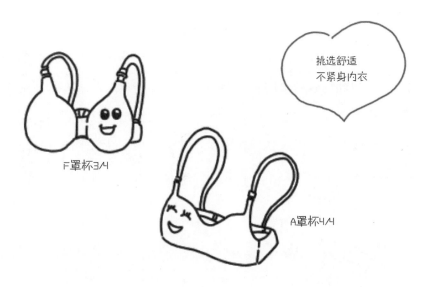

F罩杯3/4

挑选舒适
不紧身内衣

A罩杯4/4

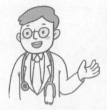

挤出来的"事业线"，
乳房舒服吗

网上常见到这样一句话——"时间就像海绵里的水，挤一挤就会有，而乳沟就像时间，只要挤一挤也都会有的"。有的人又将乳沟称为"事业线"，娱乐盛典上，我们经常可以看到拥有深深"事业线"的性感身材。在现实生活中不少女性为了能够挤出深邃的乳沟，也是想尽了各种方法，穿紧身内衣、塞棉花、塞海绵，甚至还有缠胶带的。

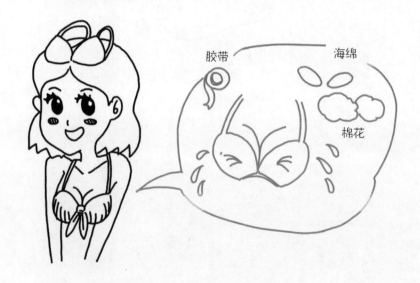

乳沟被称为"事业线"，不知缘起何处，是否有助于事业发展也难以确定。但是，有一点却是毋庸置疑的——为了拥有完美"事业线"而强行挤压乳房的行为并不利于乳房健康！

通过外力作用把双乳向胸部中间推移，从而产生乳沟，营造一种乳房丰满的视觉感受，但是这种方法却会减少或阻止乳房内淋巴液的回流，引起局部气血的运行不畅，从而引发乳腺增生、乳房疼痛等多种乳腺疾病。

长时间挤压胸部，也会影响人体正常的呼吸。部分女性为了挤出"事业线"，长时间穿戴过紧的文胸，以致最后胸部变形也是有的。

乳房是授乳器官，经常挤压乳房，尤其是年轻女性这样做必然会使乳腺腺泡发育受阻，影响乳房发育，导致乳头内陷、发育不良，从而影响授乳功能。经常挤乳沟还会使乳房中的纤维束和乳腺导管长期受压，影响产后乳汁的分泌和排出，直接影响今后的哺乳。

健美的身材是通过努力锻炼换来的，可是有些人想不劳而获，于是想出了既能保持完美体态又不用运动的方法——穿塑身内衣。

小·贴士：
即使是普通内衣，睡前也应解开，使皮肤充分放松，使血液循环顺畅。

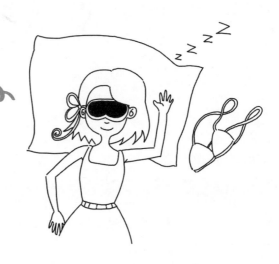

这种做法对女性危害很大。塑身内衣紧紧绑在身上，既影响正常血液循环和汗液排泄，还会导致局部皮肤湿润、细菌繁殖，出现局部皮肤瘙痒、红疹等。

还有一些对"事业线"有着执念的姑娘，不惜使用胶带缠胸以求挤出"事业线"，由于胶带透气性极差，长时间使用导致局部皮肤无法正常呼吸，诱发湿疹、皮炎、毛囊炎等各种皮肤疾病。撕开胶带的时候也可能会损伤乳房局部的皮肤，不注意护理甚至引发进一步皮肤感染。

深邃的"事业线"虽然能吸引周围人的目光，但若是为了追求"事业线"而有损自己的乳房健康，那可就得不偿失了。

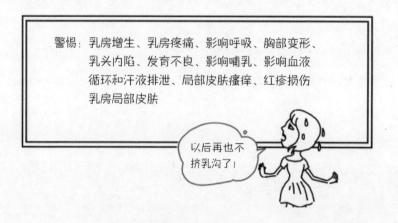

警惕：乳房增生、乳房疼痛、影响呼吸、胸部变形、乳头内陷、发育不良、影响哺乳、影响血液循环和汗液排泄、局部皮肤瘙痒、红疹损伤乳房局部皮肤

以后再也不挤乳沟了！

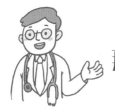

"性"与乳腺健康的那点事

乳房是体现女性美的标志之一，它不仅能凸显女性的优美曲线，更是身体健康的重要组成部分。激情和谐的性生活，其实对乳房保健益处多多。

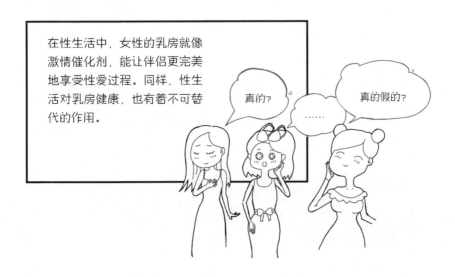

 和谐的性生活对于乳腺健康会有哪些作用

促进胸部血液循环

通常情况下，当女性开始性兴奋时，乳头会自然挺立，乳房开始充血肿胀，比平时增大。性高潮退后，乳房会慢慢消退缩小。这一生理变化，与生育以及母乳喂养一样，可以促进乳房的血液循环，是对乳房良好的调节。

抑制小叶增生

乳腺小叶增生是女性常见的乳腺问题，25~45岁之间的女性最为常见，大部分的女性都受过其困扰。不和谐的性生活导致女性各方面的压力得不到释放，内分泌失衡，乳腺的增生复旧失调，最终导致乳腺增生。和谐的性生活可使乳房充血、消退这一周期性生理变化良好地运转，较好地进行乳腺的周期性增生复旧，从而减少乳腺增生。

降低乳腺癌风险

患乳腺癌人群中，高龄未婚、性生活少的患者比例明显升高。性欲低下、性生活过少的女性，乳房长期处在抑制状态，缺乏性高潮时乳房充血、消退这一生理调节，患病的概率会增加。

缓解乳房胀痛

在性生活中，双手温柔的抚摸可以缓解乳房的紧绷感，身体的接触可以让伴侣进入性兴奋状态，在此过程中乳房进行着充血和消退的周期变化，从而减少乳房胀痛。但是乳房是脆弱敏感的地带，若用力过度，引起乳房损伤则会得不偿失，所以美丽的乳房需要温柔以待。

因为每个人的精力、体力、年龄、生活环境都不一样，不能一概而论。每对夫妻间的性生活次数有很大的差异，即使同对夫妻在不同的环境、工作条件、情绪和身体健康情况下，也有所不同。一般来说，夫妇间和谐的性生活次数主要以性生活后第二天双方不感到疲劳为原则，如性生活后次日出现疲劳、全身不适、腰酸腰痛等不适，女方出现下腹坠胀感或精神不安，则可能因性生活过频引起，应适当调整频率。

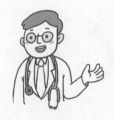

药物丰胸问题多

拥有挺立的胸部是大部分女性的追求,但不是每个女孩生来就有丰满的胸部,因此有些女性就开始踏上后天丰胸之路。

丰胸是一种依靠人为方法增大乳房的行为。常见的丰胸方法不外乎食物丰胸、药物丰胸、手术丰胸、运动丰胸、按摩丰胸等。其中食物、运动、按摩方法起效慢,难以坚持,手术丰胸虽见效快,但有一定的风险性,大部分人对此仍是心存恐惧,因此不少人选择了药物丰胸这个办法。

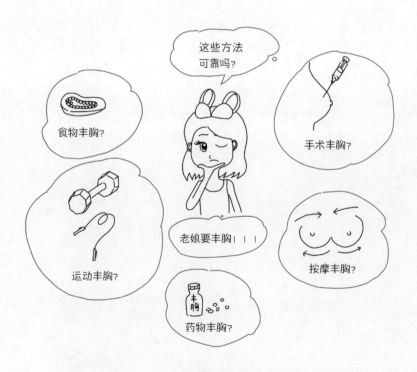

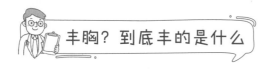

丰胸？到底丰的是什么

女性的乳房主要由腺体及脂肪组成，如果想通过非手术方法达到丰胸目的，那么就有两种方法：使乳房脂肪增多，使乳房腺体增多。

如果想通过非手术方法使乳房脂肪增多，那就只能依靠饮食增加热量了，但是在胸部变得丰满的同时，整个形体变得丰腴也是不可避免的。当然，在你减肥期间，由于乳房脂肪组织减少，胸部变小也是常有的事。

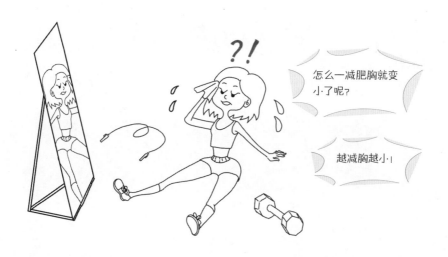

药物丰胸无法使乳房脂肪增加，因此常常是通过外用或内服药物使乳房腺体增加，从而使胸部看上去更大。

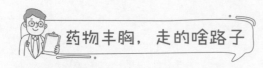

药物丰胸，走的啥路子

　　大家知道乳房会随着身体的生长发育而变化，其中与雌激素水平的改变有着密切关系。丰胸药物，无论是内服型还是外用型，其中添加的不外乎是以雌激素为主的药物，经过胃肠道吸收或乳房皮肤吸收，从而提高身体雌激素水平，使乳房腺体增生，达到丰胸的效果。

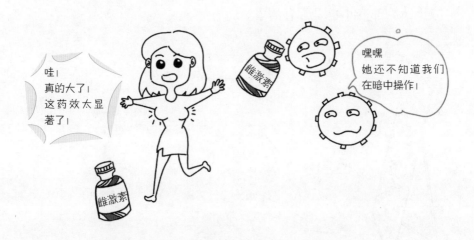

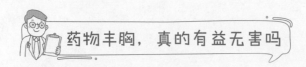

药物丰胸，真的有益无害吗

　　"只要喷一喷，变大几厘米""一抹就变大""每天一口，曲线立有"，铺天盖地的药物丰胸广告让人应接不暇。药物丰胸，看上去既便捷又有效，难道它们真的没有副作用吗？

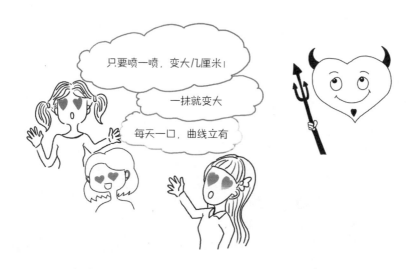

　　如果局部外用的丰胸药物经过外用和按摩后，短时间内即可看到丰胸成效，那就要怀疑此类丰胸药物中是否含有雌激素。外用的雌激素虽短时间内能达到丰胸的效果，但停药后很快会出现乳房缩小。部分女性长期使用外用丰胸药后乳房会出现皮肤黑斑、乳头肿痛、皮肤过敏等情况。

　　更令人惋惜的是，部分年轻女性通过广告或其他途径看到某些信息，得知雌激素在促进女性第二性征发育中起重要作用，在一知半解的情况下，偷偷购买雌激素制剂服用，结果不但乳房出现问题，而且引发月经不规律、子宫功能性出血等妇科问题。

　　切记，一定要在专业医生的指导下使用雌激素制剂。因为乱用此类药物不仅会引起乳腺、子宫等靶器官的病变，还会打乱人体"下丘脑-垂体-性腺轴"的内分泌功能，从而导致一系列内分泌失衡的疾病发生，例如乳房疼痛、乳房肿物、乳头溢血、子宫异常出血及月经紊乱等。若内分泌紊乱的情况不及时纠正，可持续多年。目前已经证实，长期摄入外源性雌激素会增加乳腺癌的发病率。

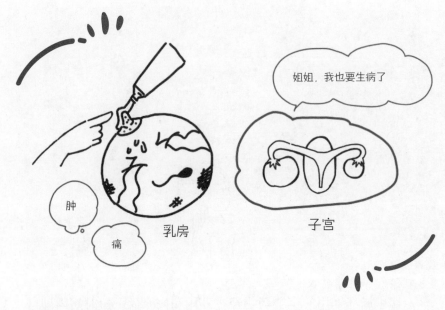

肿

痛

乳房

姐姐，我也要生病了

子宫

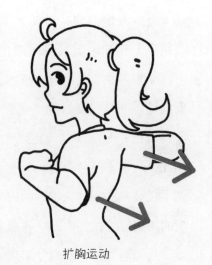

医生建议

　　勿以大小论英雄，性感美丽不是只有乳房才能凸显，平胸的国际超模依旧魅力难挡。如果实在想拥有稍大一些的乳房，可在饮食上进食适量动物性蛋白质和脂肪，坚持适量的乳房按摩，增加胸部锻炼，如扩胸运动，或进行适当的体育运动，如游泳、打乒乓球等，都可使乳房体积增大，但是贵在坚持。千万不要急于求成乱下手，结果胸没丰成，身体还病了，那时可没有后悔药吃了。

扩胸运动

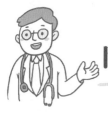

隆胸手术的利弊

大多数女性朋友都十分重视自己乳房的形态，认为乳房是女性美的必备条件。常常有女孩因自己平坦的胸部苦恼，更有甚者被称为"太平公主"。

如何快速拥有挺拔圆润的乳房？不少人立刻想到——隆胸手术。

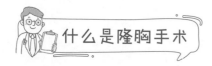

什么是隆胸手术

隆胸手术是通过在乳房深面充填内容物以达到增加乳房体积、改善乳房外形的目的。目前，隆胸手术已经成为矫正乳房发育不良及乳腺癌改良根治术后乳房整形的最常用的方法。现阶段常见的隆胸手术有假体隆胸手术和自体脂肪移植隆胸手术。

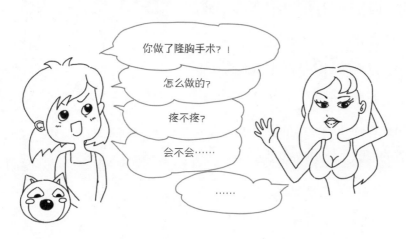

假体隆胸手术需要切除现有乳房吗

 你可以做假体隆胸手术。

医生

啊！是不是得把我的真乳房切掉换成假乳房？

 患者

 哪里听来的谣言？

医生

　　朋友，千万不要惊恐，假体隆胸手术绝对不会切除现有乳房的。当然，因乳腺癌行乳房切除术后再做假体隆胸手术的又是另外一说了。

　　传统的假体隆胸手术需要在腋窝、乳房下皱襞或乳晕处做一小切口，在乳腺后方分离出一个大小合适的腔隙，然后放入事先选择好的乳房假体，调整位置形态后缝合伤口，等到伤口愈合后拆线。现

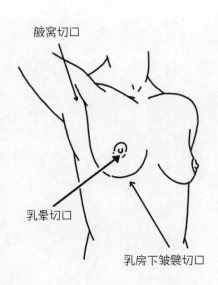

腋窝切口

乳晕切口

乳房下皱襞切口

在也有医疗机构用微创的办法来进行，是在原来传统手术的基础上，结合先进的内窥镜技术进行分离、止血、植入假体，使隆胸手术更安全可靠。

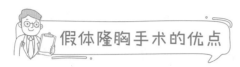

假体隆胸手术的优点

① 适应性强

目前所用的隆胸假体形态多样，基本可以满足大家对乳房外形的需求。并且隆胸假体的质量越来越好，既可做到外形挺拔，又能获得舒适的手感。

② 安全性高

目前正规医院隆胸手术所使用的假体多由硅胶所制，抗压能力强，不容易破裂，相对已淘汰的"奥美定"注射丰胸，更为安全。

③ 可取性强

假体一般放置在乳腺与胸大肌之间的间隙中，术后假体会慢慢被纤维组织包裹，不会渗入到乳腺组织中去。如需取出，可通过手术直接取出来。

④ 方法简单

隆胸手术时，术者只需从切口位置进入到乳腺组织后方或胸大肌后面的空隙，分出与假体相适应的空间，植入假体即可。

⑤ 满足个性

目前的硅胶假体型号及规格多种多样，最常见的是圆形和水滴状的，医生可以根据个体的乳房外形设计个性化的手术方案，满足不同人群需求。

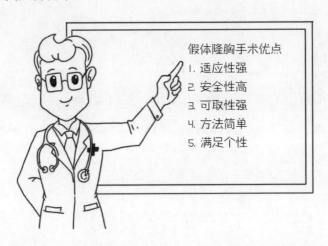

假体隆胸手术优点
1. 适应性强
2. 安全性高
3. 可取性强
4. 方法简单
5. 满足个性

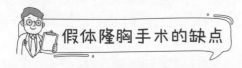

假体隆胸手术的缺点

世上没有完美的事物，假体隆胸当然也有它的缺点。

（1）切口瘢痕。虽然隆胸手术切口都会选在乳晕边缘、腋窝等比较隐蔽的地方，但是仍然会有瘢痕形成，瘢痕体质的朋友则会更明显。

（2）术后双乳不对称。手术不是机器流水线工作，每个患者情况也不是一样的，术后双乳不对称也是常见的，置入假体后应随时观察调整。

（3）假体破裂渗漏。这是比较常见的隆胸手术隐患，目前的硅胶假体不是都能终身维持的，破裂的假体通常需要取出和置换。

但是如果发生假体隐性破裂，患者自身可能没有明显感觉，因此隆胸手术后应定期至正规医院检查，以便及早发现破裂的假体。

（4）隆胸手术后可能还会出现包膜挛缩、乳房变硬、术后血肿、感染、手术切口裂开、皮瓣坏死等不良情况。

（5）因为假体对乳腺组织会产生挤压、遮挡，对乳腺常规检查存在一定程度的妨碍，因此如果有乳腺肿瘤或局部不适感，假体大多情况下需要取出，取出后乳房形态会出现皱缩等改变。

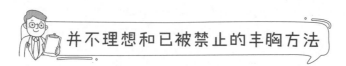
并不理想和已被禁止的丰胸方法

自体脂肪移植隆胸手术，是取出自己身体其他部位的脂肪注射进乳房里面，从而达到增大胸部的效果。这种手术理论上是最理想的丰胸方法，注意，只是理论上！

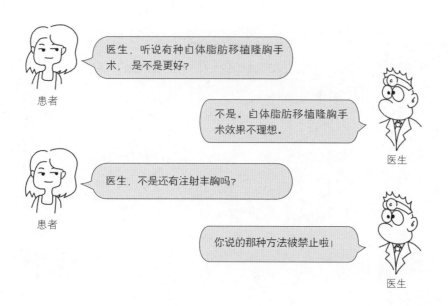

我要不要做？做哪种好呢？

患者

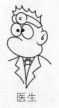

手术有风险，选择需谨慎！

医生

　　自体脂肪移植隆胸手术因为没有排斥反应，再加上有"真乳房"的感觉，部分女性心理上非常好接受，可惜的是，脂肪移植的成活率非常低。有报道称：自体脂肪移植成活率一般低于30%，大部分移植的脂肪细胞会坏死、液化。如果坏死脂肪量较少，机体通过自身吸收、分解可不产生明显的临床症状。如果坏死量较大，超过了机体的吸收、分解能力，机体会形成包裹，出现术后硬结，形成乳房脓肿，严重者还会引起全身感染。并且自体脂肪移植隆胸手术，通常每侧每次移植量不宜超过50mL，一般需要做3～4次，甚至更多次数才能获得理想效果，实际上这对于广大女性朋友来说是非常痛苦的。

　　注射聚丙烯酰胺（又称"奥美定"）丰胸曾经是风靡一时的隆胸手术，其操作简单，甚至部分小诊所都有开展，但是因为后期发生多起不良事件，目前该丰胸方法已被禁止，有想用此方法丰胸的妹子还是赶紧打消这个念头吧。

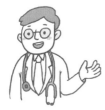

假体能放多久

说起假体隆胸手术，这可是个上了年纪的手术方式。

20世纪50年代就已出现假体隆胸手术，当时，人们使用的植入物是人工海绵，手术前要先将海绵雕刻成所需的形状和大小，再植入分离好的乳房腔隙中，从而达到隆胸目的。但是，术后会有大量的纤维组织长入海绵间隙中，使乳房变硬、缩小和变形，甚至会形成难以愈合的瘘管，因此，这种手术逐渐被弃用了。

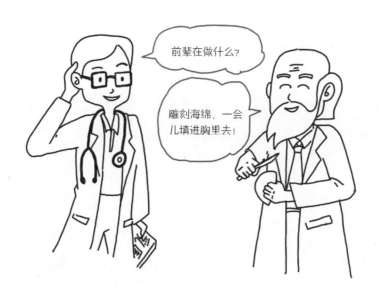

20世纪60年代出现硅胶材质的隆胸假体，相较于海绵假体，硅胶被身体排斥的概率较低，而且质感与人体本身的乳腺组织类似，胸部手感更加自然，因此手术一经成熟，迅速在世界各地普及。

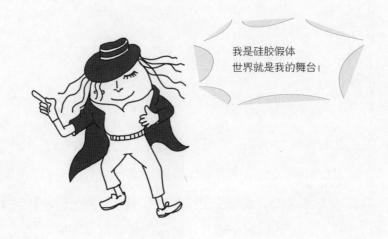

　　20世纪80年代初，美国有研究怀疑硅胶可能导致乳腺癌，美国当局便停用硅胶，改用生理盐水袋植入隆胸，因为万一有渗漏的情况，盐水会被身体吸收，不会影响健康。然而，使用盐水袋也不是万无一失的。20世纪90年代，一位美国女子在前往加拿大度假时，因为气温骤降，胸中的盐水袋结冰，一度导致呼吸困难而窒息；另外，还有报道称一位女子因为在郊外被蜂刺中右胸，盐水袋被刺穿漏水而出现"大小乳"的尴尬状况。

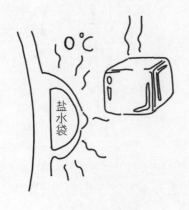

盐水袋结冰导致窒息

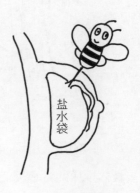

盐水袋被刺穿漏水

随着医疗的进步，现在盐水袋已很少用于假体隆胸手术，常用的填充物都是硅胶假体，目前暂无研究证明硅胶假体有致癌作用。那么假体能放置多久呢？只要放进假体就能一劳永逸吗？这还要从假体隆胸手术的近期及远期并发症说起。

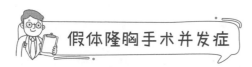

假体隆胸手术并发症

一般来说，假体隆胸手术后近期并发症有感染、血肿等。

感染可发生在术后不久或术后任何时期，典型的症状会出现乳房局部红肿热痛，若经抗感染治疗后症状不消退，建议及时取出假体，因为有假体存在不利于控制感染。

血肿的发生率约占1%，血肿较小时可定期观察，预防感染，等机体慢慢吸收；若血肿较大，则需取出隆胸假体，清除血凝块，充分止血后再将隆胸假体放入，千万不要将局部血肿认为是乳房长大了。

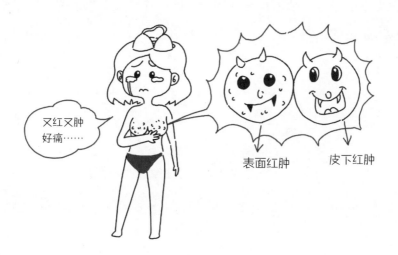

又红又肿好痛……

表面红肿　　皮下红肿

假体隆胸手术常见的远期并发症有包膜挛缩、乳房变硬、假体走位、位置异常、假体外露、假体渗漏、破裂等。

乳房变硬、假体走位出现后需要再次手术，取出隆胸假体，重新剥离再植入来调整假体的位置。假体的大小、位置不当，假体与腔穴不配均可导致术后人工乳房移位、扭转或外露。若植入受过创伤的位置，外露发生率可增加。

假体渗漏、破裂。假体并非可终身维持，破裂的假体通常需要取出和置换。然而，假体隐性破裂通常没有症状，破裂的原因包括手术器械损伤假体、术中或术后创伤、过分挤捏、过度运动、日久材料老化等。不过假体渗漏、破裂大都是假体本身的原因。早年的某些假体，因其包膜囊质量的关系，可能出现老化、渗漏、破裂，这是最常见的。暴力原因造成假体突然破裂也是有的。出现假体破裂要及时进行假体置换。但困难的是，假体的老化慢性渗漏，隆胸者本人往往不易发现，因此需要每年定期至医院复查。曾有假体隆胸手术后6年的女性，因其他美容手术到医院做术前检查，结果发现胸部植入的假体已经严重渗漏，手术中检查出假体已完全破裂了，但本人却一无所知。所以，隆胸以后

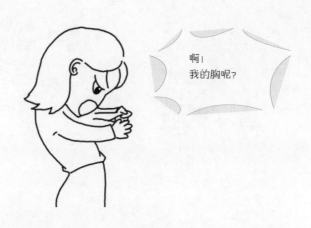

啊！
我的胸呢？

要定期到正规医院进行检查。

　　经过技术的改进，现在大部分正规厂家的硅胶假体质量都越来越好，可以承受一般的俯卧、碰撞及挤压力量，所以不用过分担心假体会破裂，但是要记住术后一定要去正规医疗机构定期复查哦。

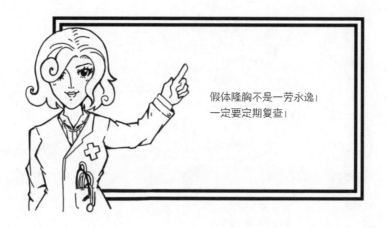

假体隆胸不是一劳永逸!
一定要定期复查!

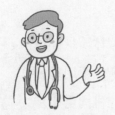

A罩杯乳房也会生病

小乳房不生病？这种说法可靠吗？

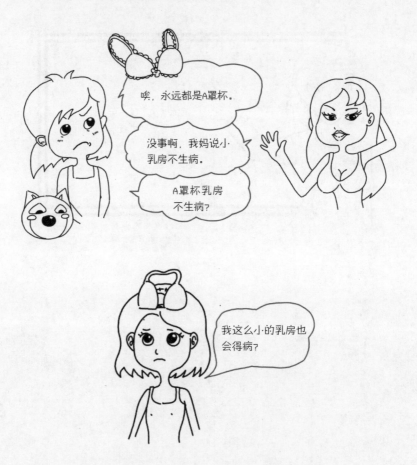

　　我们知道乳房的大小主要是由乳房里的脂肪决定的。脂肪组织包裹了整个乳腺腺体，脂肪组织层厚则显得乳房饱满，脂肪组织层薄则显得乳房较小。但是除去脂肪，乳房里还住着敏感的腺体，有些提前停止乳房发育的"A罩杯"女性，或是乳腺腺体退化了的"小胸"女性，只要体内的激素分泌出现异常，同样会引起各种各样的乳腺问题。临床中的乳腺癌患者，就有不少是小乳房女性，甚至男性也会有乳腺疾病。因此"乳房小就不会得病"的这个说法是缺乏科学依据的。

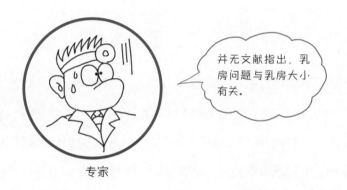

并无文献指出，乳房问题与乳房大小有关。

专家

乳腺疾病的发生与体内激素水平、生活环境、工作压力、遗传等密切相关。

在一项针对深圳地区女性乳腺疾病筛查及流行病学因素探究的文献中指出，乳腺疾病的高患病率可能与职业女性工作压力大、节奏快、生活方式、时尚审美、饮食习惯改变以及环境污染等因素有关。

在另一项关于我国部分地区女性乳腺疾病发病现状的调查与分析文章中也提出，各地女性乳腺疾病的发病可能存在着生活、饮食习惯和生育、哺乳等因素的不同所造成的结果，而乳房大小的因素并没有位列其中。在针对乳腺癌的研究中发现乳腺癌的发生与多种因素有关，乳房的大小却不是最重要的原因，有时候乳房比较小，查体肿物触摸不清楚的，早期病情也可能会被忽略。

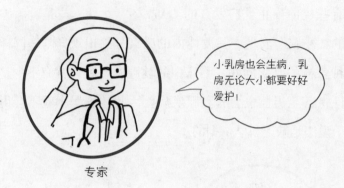

专家

正如苹果不会因为大而容易变坏，也不会因为小而长久鲜美，主要还是存放方法和存放环境共同起作用。所以切勿因乳房大而过度紧张，乳房小而轻视检查，A罩杯乳房也会生病，定期进行乳房检查，掌握乳腺癌危险因素知识，学会乳腺自检方法，养成健康的生活习惯才是避免乳腺疾病的王道。

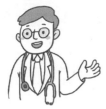

乳房保健需谨慎

唐代名医孙思邈曾言"上工治未病，中工治欲病，下工治已病"。21世纪，世界卫生组织的报告指出：健康=15%遗传因素+10%社会因素+8%医疗条件+7%气候条件+60%自我保健，其中着重描述了保健的重要性。而在中国一说起保健，广大朋友想到最多的就是推拿按摩了。

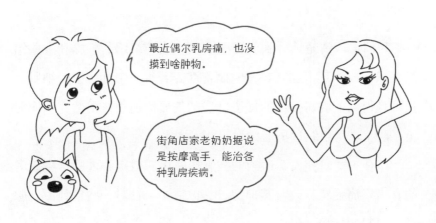

狭义上，我们认为医疗机构为保护人体健康、防治疾病所采取的综合性措施就是保健。按照服务对象，有人又把它分为妇女保健、儿童保健、老年保健、劳动保健等。乳房保健可归属到妇女保健当中去。在对乳房进行保健前，我们首先要简单认识它的结构，请看下页图。

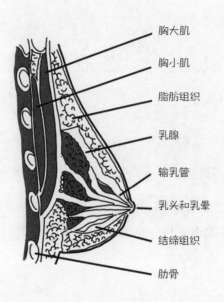

胸大肌
胸小肌
脂肪组织
乳腺
输乳管
乳头和乳晕
结缔组织
肋骨

　　我们可以清楚地看到乳房由皮肤、脂肪组织、乳腺和一些结缔组织构成，其中还有丰富的血管滋养着每一个乳房里的细胞。正确且得当的乳房按摩能促进乳房的气血流通，使得营养供应充足，防止乳房组织过早退化引起乳房增生。

　　亦有一些研究表明适当的乳腺按摩可有效缓解乳腺增生患者的乳房疼痛症状，改善其抑郁、焦虑情绪。针对一些单纯由乳腺增生引起的疼痛，可以通过乳房局部按摩改善血液循环，促进组织修复；对一些由乳汁淤积引起的哺乳期乳腺炎，同样可以通过乳房局部手法按摩疏通乳络，使乳汁排出通畅。而不正确、不规范的或者暴力的乳房按摩，容易损伤正常组织及破坏正常结构，反而影响了乳房健康。

　　在追求健康的道路上，我们从来没有停下脚步。当乳房出现任何的不适，应该第一时间到医院就诊，在医生的正确诊断下排除乳房的器质性疾病，在正规医疗机构进行乳房的保健按摩；切莫听信传言盲目进行乳房按摩，不得当的手法容易破坏乳房健康，造成乳房疾病，如乳腺炎等，对于已形成肿物的，也容易耽误病情，错失治疗佳期。乳房的按摩，不应该越按越痛，如果越按越痛，那就真的要到正规医院看了。

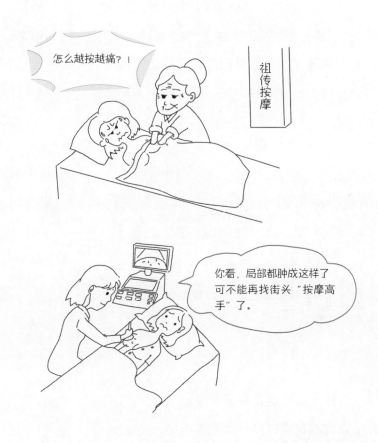

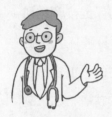

不对称的乳房

两边乳房不对称，出现一大一小的现象，从女性健美的角度来说是不完美的，甚至有时会对女生的自信心产生一定的伤害。其实，如果你很仔细去比较两侧乳房后会发现两侧乳房确实会有些许差异。世上没有两片一模一样的叶子，当然也没有完全一样的两个乳房。

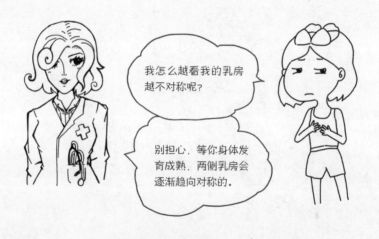

那么为什么会出现这种情况呢？

乳房发育不对称可以分成先天性和后天性。

先天性乳房发育不对称的原因通常要追溯到胚胎时期，正常的人类乳房常由位于第5肋间的一对乳腺始基发育而成，在胚胎发育过程中，如果一侧乳腺始基先天发育不良，那么在青春期乳房发育中则会处于劣势，导致乳房发育后较另一侧明显变小。同时，在女性发育过程中，如果一侧乳房对体内雌激素、孕激素的敏感度不强，生长速度较慢，也会导致两侧乳房发育不对称。

双乳不对称的现象在生长发育过程中并不是个例，对此不必恐惧，更不需要手术治疗。一般情况下，两侧乳房会随着人体发育而逐渐变得对称，只需多一点点耐心，切不可胡乱用药。

后天性的乳房发育不对称常见于女性哺乳期，习惯一侧乳房哺乳，或者喂奶姿势以及方式不正确均可导致。

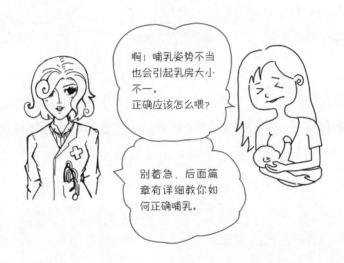

在后天性的乳房发育不对称的原因中，还常常可以见到由于平时运动姿势和运动量不规范，导致两侧乳房的胸肌发育不均匀而造成的乳房不对称，此种情形多发人群为青年以及中年女性。成年以后一旦出现双乳明显大小不一，需尽快矫正。

预防乳房不对称，我能做些什么

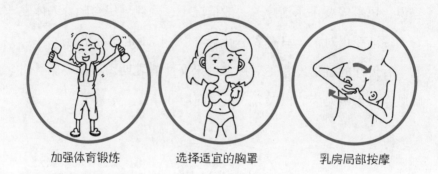

加强体育锻炼 　　　选择适宜的胸罩 　　　乳房局部按摩

① 加强体育锻炼

胸部锻炼是最简便易行的方法，通过适当的胸部锻炼促使乳腺腺体后方的胸肌发育，胸肌的增大从而使乳房外观整体变大，看看坚持健身的男性同胞就明白啦。

② 选择合适的胸罩

一副大小合适的胸罩能承托乳房的重量，防止乳房在运动过程中因过度晃动而受伤，有效保护乳房血脉畅通，从而保证其生长发育。切记因为害羞而束胸，这是非常不利于乳房健康的做法。

③ 乳房局部按摩

温柔适量的乳房按摩能疏通乳房气血，保持乳房气血运行通畅，从而促进乳房发育。如果具有一定的中医知识，适量按摩乳房周围的穴位，效果会更好。切勿暴力按摩，可能会越按越痛，后悔莫及。

人体两侧的一些对称性结构往往存在某种程度的不对称，乳房也是如此，千万不要吹毛求疵，一旦发现明显的不对称则需要寻求正规医院专业医生进行干预及治疗。

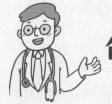

什么样的乳房最美丽

　　乳房，是女性身体上最温柔的器官，是女性美丽的象征，丰满又富有弹性的乳房，是女性魅力的最美体现，但是，什么样的乳房最美丽呢？是圆盘形的、圆锥形的，还是下垂的？

　　在很多美学家眼里，维纳斯曾被誉为世界上拥有最美乳房的人。因为她的乳房外形、大小、挺拔程度、位置高低、两乳头的间距、乳头的大小等最符合美学定理。

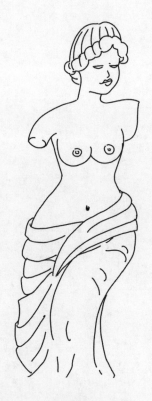

美学上的观点一般认为半球形、圆锥形的乳房是属于外形较理想的乳房。美丽的乳房要有流畅的线条、丰满的乳腺组织、挺立的乳峰、富有弹性的手感。健美的乳房乳头间的距离应当大于20cm，一般两乳头间距离为20~26cm，胸部自然外倾。乳房基底面的直径依人体高矮胖瘦体型而有所不同，大致为10~20cm。乳房整体要微微向上挺，厚8~10cm。发育良好的乳房左右大小应该是基本一致的，而且挺拔丰满，不下垂、不外扩，摸起来没有团团块块。

其实美丽的乳房，首先应当是健康的乳房。

什么样才是健康的乳房呢？从外观上，健康的乳房基本对称，局部皮肤的皮温皮色都是正常的，没有凹陷或者像橘子皮样的改变，乳头没有溢血溢液，乳房也不会触及肿物。健康的乳房会随着月经周期而充盈疏泄，在这周期中，健康的乳房在经期充盈增生，偶有感觉胀胀的，也是属于正常。月经来潮后，乳房柔软而无胀痛感，有时候乳房甚至可以触及一些散在的结节样的东西，或者是片状增厚的东西，这可能是正常的脂肪粒或是增生的腺体组织，自己不能判断时应当去医院寻找专业医生进行判断。

乳房除了对女性美丽的外形起了不可或缺的作用，也是一个生命展开之初的根源，更是我们身体上不可或缺的重要器官之一。它成全了女性的曲线、美丽和健康，也成全了襁褓中宝宝嗷嗷待哺的期待。它是女性胸前一道亮丽的风景，而这道亮丽的风景更是基于健康之上的。因此，女性朋友，请让健康留住你的美丽，让自信告诉你"风景这边独好"吧。

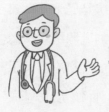

乳晕的自我介绍

　　乳晕指的是位于乳头周围颜色较深的环形区域，一般情况下，乳晕的直径大概是15～60mm，乳晕表面分布有大小不等的蒙哥马利腺。

　　细心的女性朋友会发现，乳晕的颜色也是会有改变的。一般情况下，青春期乳晕颜色一般为浅红色，到了妊娠期和哺乳期，乳晕颜色会逐渐加深至深褐色。

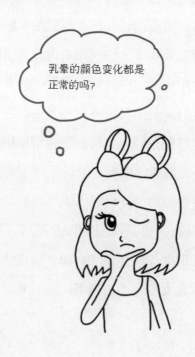

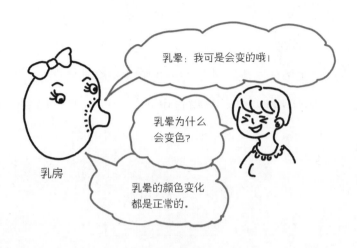

乳房

乳晕为什么会变颜色呢

女性从孕早期开始，乳晕的颜色就开始加深，从淡红色逐渐变为深褐色，这种变化主要由妊娠后体内雌激素和孕激素增加所致，属于正常的生理变化，在生产后乳晕颜色并不会褪色。有的女性，在没有妊娠的情况下，乳晕的颜色也慢慢加深，但是乳房检查并没有发现任何病变，那这种颜色的变化可能由近期体内雌激素一过性增高引起，过一段时间，由于自身调节，雌激素水平恢复正常，乳晕颜色亦可恢复正常，这仍属正常的生理变化。

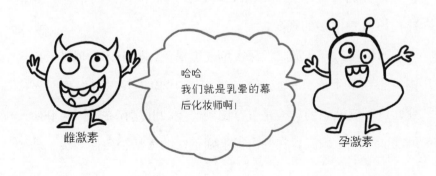

雌激素

孕激素

大部分水果到了成熟的季节颜色就会变得十分艳丽，乳晕也是一样，只有到了性成熟期，乳晕才会变成深褐色，甚至黑褐色。有过性生活的女生，乳晕的颜色变化也会非常明显。因为性行为会加强垂体的活动，然后再由垂体前叶分泌出许多促黑激素，从而使乳晕颜色变深。此时，原本小小的乳房会逐渐发育至丰满而挺立。女性到了更年期后，因为雌激素水平低下，乳头、乳晕及小阴唇便会慢慢变成粉红色。

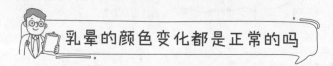

乳晕的颜色变化都是正常的吗

乳晕的颜色变化并不都是正常的，有些变化需要特别关注。

有些女性朋友不仅乳晕颜色加深，且伴有双乳头和乳晕周围奇痒，乳房检查时可发现双侧或单侧乳房内有增生性病变或囊性增生病变。乳头、乳晕颜色加深提示体内雌激素水平增高，作为靶器官的乳房发生病变，是符合发病规律的。通过治疗，调整体内激素水平状况，症状会有所改善。

女性卵巢由于患某种良性肿瘤，使卵巢分泌的雌激素量增加，导致乳头、乳晕颜色加深，同时乳晕腺周围出现许多小结节。此类病人应尽快就诊于妇科，查明病因，及时治疗，纠正体内雌激素增多的现象。

如果乳头、乳晕成为深褐色或黑褐色，甚至还发现乳晕腺周围有小结节生成，形成突起，然而乳房检查并没有发现明显病变，这时应该想到病人是否有比较严重的肝病存在。因为肝病致肝功能下降，雌激素在肝内得不到正常的灭活，致使乳头、乳晕

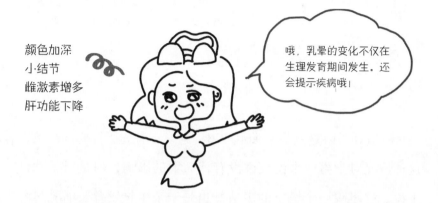

颜色加深
小·结节
雌激素增多
肝功能下降

哦，乳晕的变化不仅在生理发育期间发生，还会提示疾病哦！

颜色加深，一般这个时候都会伴随其他肝功能下降的临床表现。

因此，在乳房检查时，一定要注意乳晕的颜色变化，了解乳晕颜色变化的原因，才能读懂它的变化所传递出来的信息，如果实在不能确定是否伴随疾病，请一定及时至正规医院找专科医生咨询。

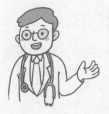

什么样的乳头内陷需要治疗

　　所谓乳头内陷就是乳头不凸出，这是一种先天性乳房缺陷，这种情况对于男性来说或许没有什么大的影响，但是对于女性来说，这不仅是个尴尬的事情，也是未来生长发育及哺乳过程中潜在的危险因素。

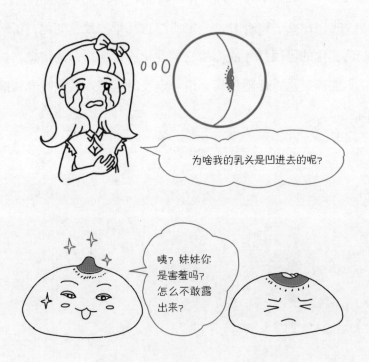

为啥我的乳头是凹进去的呢？

咦？妹妹你是害羞吗？怎么不敢露出来？

　　乳头内陷根据内陷深度可分成三度：

　　一度为部分乳头内陷，乳头颈部存在，能轻易被挤出，挤出后乳头大小与常人相似；二度为乳头完全凹陷于乳晕之中，但可用手挤出乳头，乳头较正常小，多半无乳头颈部；三度为乳头完全埋在乳晕下方，无法使内陷乳头挤出。

①部分乳头内陷　　②完全内陷可挤出　　③完全内陷
　　　　　　　　　　但无乳头颈部　　　　无法挤出乳头

什么原因导致乳头内陷呢

乳头内陷

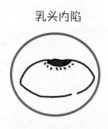

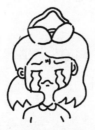

我的乳头为什么凹进去呢?

还能结婚吗?
还能生娃吗?
不能喂奶怎么办?

　　导致乳头内陷的原因除了先天性的乳房发育不良，后天原因多是由乳房压迫所致，病因复杂，需要仔细分析。

　　如果是先天乳头内陷，发现早期症状就要及时进行干预治疗，使乳头尽快恢复到正常状态。如果是后天原因形成的乳头内陷，则要找出病因，标本兼治。

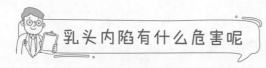
乳头内陷有什么危害呢

　　一方面，由于内陷的乳头局部难以清洗，易积存污垢并继发

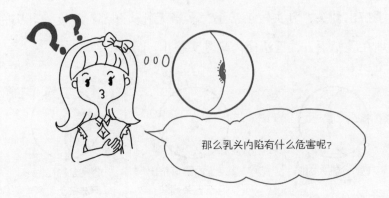

那么乳头内陷有什么危害呢？

感染，可引起乳头、乳晕甚至整个乳房的慢性炎症。

另一方面，如果乳头内陷得不到及时纠正，炎症长期刺激，致使乳腺导管因慢性炎症而收缩，乳头内陷则更加严重，易形成恶性循环。

此外，不论乳头扁平还是内陷，势必影响婴儿的吮吸，使产后母乳喂养困难，或无法哺乳，同时，由于乳汁不能排出而造成积乳，则可引起哺乳期乳腺炎。

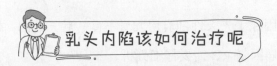

乳头内陷该如何治疗呢

一至二度的乳头内陷大多数都可以通过保守治疗来纠正。

① 手法牵拉

青春期是乳房发育的重要时期，也是纠正乳头内陷的重要时期。经常牵拉乳头，可以使乳头突出，乳腺导管、纤维条索及平滑肌伸展延长，乳头自然逐渐向外凸起。但这需要较长时间，循序渐进地进行，才能获得好的效果。

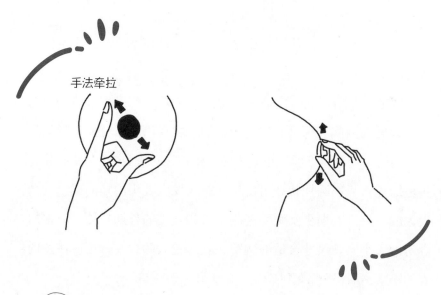

手法牵拉

② 吸引疗法

这个与手法牵拉的作用原理相似，但是需要通过负压吸引装置，对内陷的乳头进行牵拉，以达到延长乳腺导管及纤维条索的目的，市面上也有售不少的乳头内陷矫正器，操作简单，但也是要坚持使用。

吸引疗法

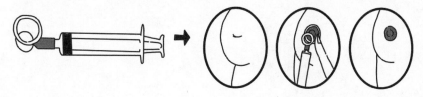

③ 手术治疗

如果是三度乳头内陷或保守治疗效果不佳的乳头内陷，则需要通过手术来治疗，常见的有支架法乳头内陷矫正术和切开法乳头内陷矫正术。具体选择什么样的手术方式则需要经过医生检查后再确定。

　　据专家介绍，乳头内陷有一定的遗传性。如果直系亲属中的女性有乳头内陷，那么有遗传倾向的女婴在出生后就要进行预防了。妈妈可轻轻将女婴的小乳头向外提拉，每天1~2次，使婴儿乳头呈绿豆状或小圆片状高出皮肤，将来发生乳头内陷的机会就会大大减少。青春期少女则要避免乳房和乳头的长期挤压，应根据乳房的大小穿戴尺寸合适的胸罩，乳房较大的少女，更应注意内衣的松紧，不宜经常俯卧睡觉，以免乳头遭受挤压。

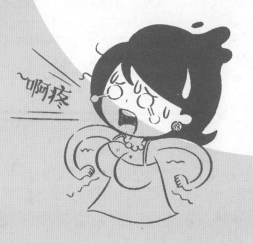
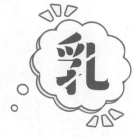

乳房的声音：
爱我你就摸摸我

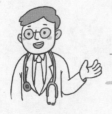

一分钟的乳房体检操

乳房疾病的危害不可小觑，因此，早期发现、早期诊断，才能进行早期治疗。而乳房的自我检查在一定程度上可以帮助大家发现乳腺问题，那么，如何进行乳房的自我检查，请跟着下面的步骤一步步来吧。

在前面的章节我们已经提到过乳房及月经和雌激素、孕激素密切相关，因此，什么时候检查合适呢？建议绝经前妇女选择月经来潮后7～14天进行，可以每月自我检查1次。

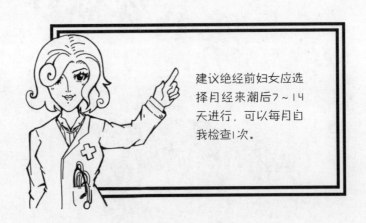

建议绝经前妇女应选择月经来潮后7～14天进行，可以每月自我检查1次。

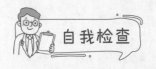

自我检查

简单来说，乳房的检查可以从视诊和触诊两方面来进行。

视诊

视诊时，双手自然下垂，站在光线充足的镜子前。首先，观察乳房的外形。观察两侧乳房大小是否一样，位置是否对称。一般情况下，两侧乳房大小大致一样。当然，如果两侧乳房出现明显的大小不一，或者两边位置不对称，有凸出或者凹陷存在，则提示这个部位可能有病变发生。其次，观察乳头乳晕的情况。乳头是否有抬高或者凹陷，是否有血性、浆液性分泌物流出，两侧乳头乳晕是否对称，是否有糜烂、破裂、渗液等。然后，观察乳房的皮肤，观察是否有颜色改变、水肿，是否有"橘皮样"改变，是否有湿疹或者明显的静脉扩张。最后，双手叉腰，观察两腋下是否对称，有无肿块。当乳房发生这类改变，要引起高度重视，及时就诊。

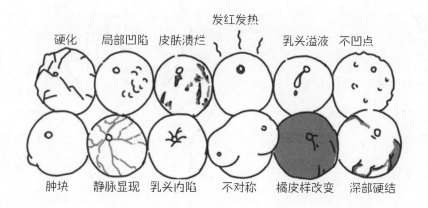

触诊

乳房的触诊则是为了了解乳房是否有肿块，然后摸清肿块的

"底细"，比如大小、形状、数量、硬度、边界、活动度等。检查的姿势有平卧位和直立位两种。检查时，应将手指并拢，掌面平放在乳房上，按顺序依次检查。左手检查右侧乳房，右手检查左侧乳房。注意，检查时不要忘记摸一摸两侧的腋窝。需要注意的是，检查时动作要轻柔，不要重按或者抓捏，因为这样很容易把正常乳腺组织误诊。再说，被暴力"洗礼"的乳房是你自己的，疼痛也是自己的。

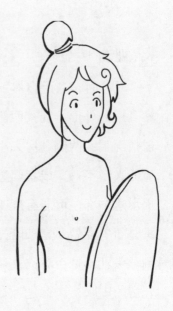

（1）洗澡前面对镜子，仔细观察乳房的形状、表面的肤色、有无凹陷、乳头有无分泌物等。

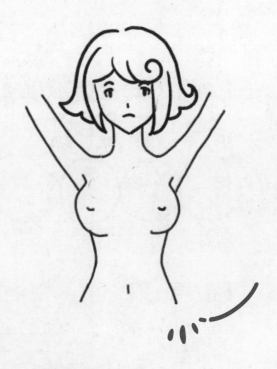

（2）双臂叉腰，再抬起双臂，分别重看一次步骤（1）的
内容。

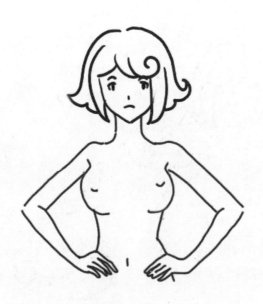

（3）洗澡时涂好沐浴露，然后张开五指，用指腹掂掂乳
房，检查有无肿块。

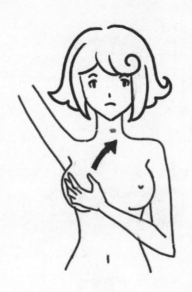

（4）并拢除拇指外的其余四指，在乳房上，以画圈的方式从内侧滑动到外侧，再从外侧滑动到内侧，如果滑动被卡住，则有肿块。

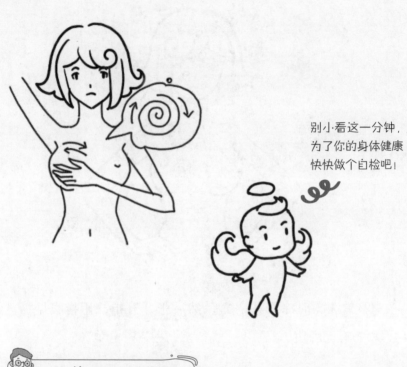

简单的自我鉴别
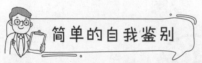

对于触摸到的肿物，如何进行简单的鉴别呢？一般来说，良性肿瘤的形状多为规则的，表面光滑，边界清楚，触摸时可伴或不伴疼痛，可大可小。而恶性肿瘤摸起来则比较硬，表面凹凸不平，有的像橘子皮一样，边界不清楚，表面皮肤可能有糜烂，与周围的组织牢牢粘住。不管摸到哪种肿块，都建议大家去医院找专业医生检查一下，配合乳腺彩超，让这些肿物现出真面目，以便及时治疗清除。

是不是立即想动手自我检查一番？那就跟着我举起双手，"左手右手一个慢动作"，轻柔地检查起来吧。

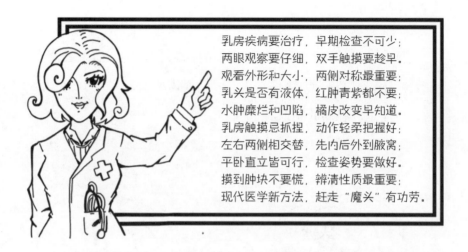

乳房疾病要治疗，早期检查不可少；
两眼观察要仔细，双手触摸要趁早。
观看外形和大小，两侧对称最重要；
乳头是否有液体，红肿青紫都不要；
水肿糜烂和凹陷，橘皮改变早知道。
乳房触摸忌抓捏，动作轻柔把握好；
左右两侧相交替，先内后外到腋窝；
平卧直立皆可行，检查姿势要做好。
摸到肿块不要慌，辨清性质最重要；
现代医学新方法，赶走"魔头"有功劳。

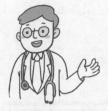

长出酒窝的乳房

　　酒窝，是长在脸上的一种可爱的标志。但是，如果酒窝长在乳房上，那就一点都不可爱了，反而需要引起高度警惕，因为它可能是乳腺癌的副产品！

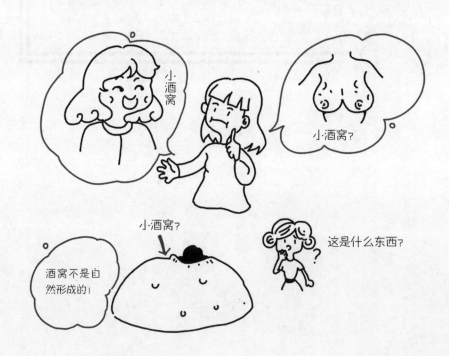

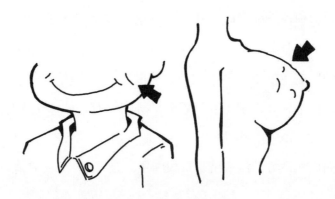

首先，我们来了解一下什么是酒窝。一般，酒窝是脸上因脸部肌肉互相牵动而产生的凹陷。那么你就知道酒窝产生的要点了：肌肉等组织的相互牵动（拉扯）。

乳房的酒窝是如何产生的

众所周知，乳腺癌是恶性肿瘤，它就像一个长着獠牙的小恶魔、一股恶势力。长在乳房的这个"小恶魔"不断生长、膨胀，迅速侵占它附近乳房组织的地盘。

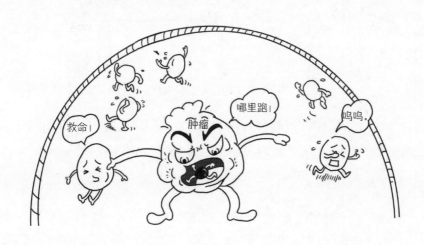

它碰到什么就"吃"什么，全部吞进自己"肚子"里，以满足自己的生长营养需求。当它侵及乳房皮肤下方组织的时候，它就"咬"着皮肤下方的组织往"嘴里吞"，皮肤下方的组织牵拉皮肤向内陷，就形成了我们看到的乳房酒窝，临床医生称之为酒窝征。这就像是一场拔河：一方是癌组织的恶势力，一方是皮肤，而皮肤下方的组织就是那根绳子。

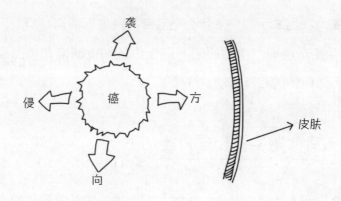

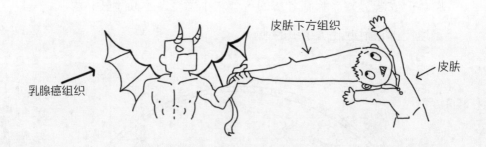

脸上酒窝和乳房酒窝的区别在于，脸上酒窝是天生的，而乳房酒窝是后天长了乳腺癌以后才出现的。

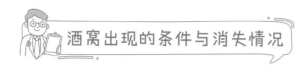

有酒窝的人，微笑是酒窝出现的条件，如果你绷着一张脸，酒窝是不会出现的，而且一旦你停止微笑，酒窝就会消失。而乳房酒窝出现的条件是，只要癌势力侵犯乳房皮肤下方组织，就会出现酒窝，而且一旦出现，就会时时刻刻存在，不会消失。

但是需要注意的是，有些乳房酒窝和乳腺癌恶势力表现并不明显。如果酒窝刚刚出现、比较浅，一般人就看不出来；或者酒窝明显，但是触摸不到酒窝下方有东西，这是因为乳腺癌一开始就长在离皮肤很近的地方，但是还没有长大，普通人摸的时候容易把它和周围增生的乳腺组织相混淆而摸不出来，只有专科医生有时候能摸到，或者"火眼金睛"的机器能看到处于萌芽期的它。

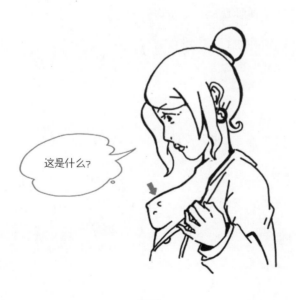

得了乳腺癌就会出现酒窝征吗？

不是的。只有乳腺癌组织侵犯附近乳房皮下组织时才会出现酒窝。也就是说，有的乳腺癌会有酒窝征，有的乳腺癌不会有酒窝征。

 长了肿块，不出现酒窝征就不是乳腺癌吗？

不一定。有时候得了乳腺癌，但是癌组织没有侵犯附近乳房皮下组织，就不会出现酒窝征。

 长了乳房良性肿瘤会出现酒窝吗？

不会。因为良性肿瘤是"良民胖子"，只是个头长得大、突出，但是它不会"张开血盆大口"吞噬别人的地盘，所以不会出现酒窝征。酒窝征是乳腺癌的特有表现。

出现以下情况需要马上到医院乳腺专科就诊：

（1）摸到肿块+看到酒窝。

（2）没摸到肿块+看到酒窝。

（3）摸到肿块+没看到酒窝。

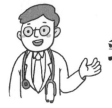

乳头溢液需就诊

流眼泪，是人们表达情感的一种方式，既可以是开心的眼泪，也可以是伤心的眼泪。而乳房也会"流泪"，在哺乳期，乳房会流出白色的"眼泪"，这是能哺育新生命时高兴的"眼泪"。但是如果乳房在非哺乳期"流泪"，出现暗红色、黄绿色、棕色，甚至血红色的液体，这就意味着乳房可能有问题了。我们把病理情况下乳房"流泪"的现象称为乳头溢液。

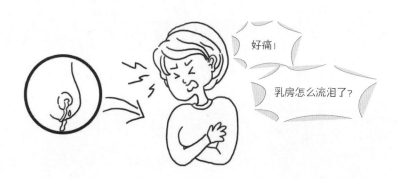

很多人都是在换内衣的时候，发现文胸内部好像被乳头溢出的液体浸湿了，一旦发现这种情况，一定要到医院就诊。

平时，我们乳房内会有一些乳汁，它们都被储存在乳腺导管里。导管本身是有弹性的，可以束缚住这些分泌物。乳头之所以会流出乳汁，有两个主要的原因：

（1）物理因素。当导管自身松弛，无法束缚住导管内的液体，液体就自动流出来；或者导管受旁边组织的挤压，导管内的液体就被挤出来；或者导管内长了东西，把导管内的液体挤出去。

（2）化学因素。当乳房受到体内一种物质的"催促"就会分泌乳汁，这种物质叫作催乳素，也叫泌乳素。所以人体在哺乳期，泌乳素升高，乳房才会不断分泌乳汁。

那么哪些疾病能够引起乳头溢液呢？

乳房疾病

绝大多数的乳房自身疾病引起的乳头溢液属于物理因素。

① 乳腺导管扩张

部分中老年妇女由于卵巢功能减退，乳腺导管呈退行性变化，管壁松弛、弹性变差，导管扩张、变粗，无法再束缚住导管内的液体，这些液体就顺着导管的方向流向乳头，出现乳头溢液的现象。多为棕色溢液，少数为血性溢液。此病好发于40岁以上非哺乳期或绝经期妇女。

② 乳腺导管内乳头状瘤

如果我们往盛满水的水杯里放一颗玻璃球，那么杯里的水就会溢出来一部分。同理，当乳腺导管内长了东西的时候，导管内的液体也会溢出来，表现为乳头溢液。而最常见的就是乳腺导管内乳头状瘤，它多发生在邻近乳头的部位，瘤体很小，带蒂并有绒毛，还有很多壁薄的血管，故易出血。所以这种病引起的乳头溢液多为浆液血性或血性。此病以40～50岁的女性多见。

③ 乳腺囊性增生病

很多女性都知道，好发或加重于月经前期的乳房肿痛绝大多数是乳腺增生，而其中有一种增生叫作囊性增生，它除了会引起女性乳房周期性的疼痛，还有可能引起乳头溢液。这个囊性增生，其实就是一张包膜，里面包着积聚的乳腺分泌物。这些分泌物在里面越积越多，就使得囊越变越大。当这个囊增生、压迫、挤压周围乳腺导管的时候，或者这个囊长在导管内部，将导管内液体挤出的时候，就出现了乳头溢液。部分患者乳头溢液为黄绿色、棕色、血性或无色浆液样。育龄妇女多见。囊性的肿块在月经后可有缩小。

④ 乳腺癌

乳腺癌是具有侵袭性的肿瘤，当它向周围侵犯，挤压、破坏乳腺导管的时候，导管内的液体就会流出来。因为乳腺癌会侵犯、破坏导管的血管，所以部分乳腺癌患者有鲜红或暗红色的乳头溢液。有时会产生清水性溢液，无色透明，偶有黏性，溢出后不留痕迹。45～49岁、60～64岁为此病发病高峰年龄。

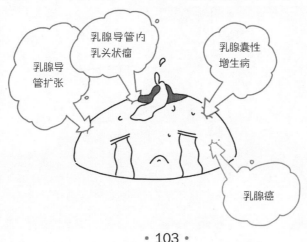

💊 非乳房疾病

绝大多数非乳房疾病引起的乳头溢液，多属于化学因素。所有可能引起泌乳素增高的疾病都可能引起乳头溢液。如间脑疾病或脑垂体病变，如间脑及其附近组织肿瘤、泌乳素腺瘤、松果体瘤、垂体功能亢进、肢端肥大症等；内分泌系统疾病，如原发性甲状腺功能低下、肾上腺瘤等。

当然，还有一些药物的副作用也会引起人体的内分泌功能紊乱、刺激催乳素分泌，导致乳头溢液，如氯丙嗪、吗啡、利血平、多潘立酮片、甲氧氯普胺片（胃复安）以及避孕药等激素类药物。

小小乳头溢液也有这么多的可能，一旦发现自己有乳头溢液的情况，一定要及时到医院就诊。

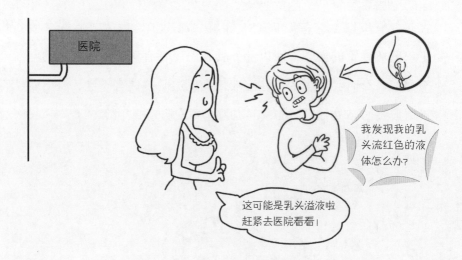

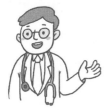

忽大忽小的乳腺腺体

有不少女性，平时会摸到乳房上有肿块，很担心它是乳腺癌。但是过了段时间再摸，发现肿块变小甚至消失了。大小不定的肿块让女性朋友们心神不安，唯恐是乳腺癌的前兆。

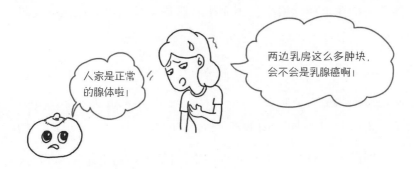

其实这个让人捉摸不定的肿块不一定是乳腺癌，很可能是增生的乳腺腺体。

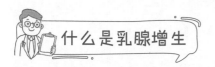

大部分中青年女性朋友检查乳腺彩超被诊断为乳腺增生时，往往都会很紧张。其实，乳腺增生既不是肿瘤也不是炎症，而是乳腺导管和乳腺小叶在结构上的退行性和进行性变化。一般认为与内分泌紊乱有关，雌激素水平绝对或相对增高、孕激素水平绝对或相对下降，导致乳腺组织增生过度、变大或复旧不全所致。

105

此时触摸增生的腺体，就很容易把它误认为是肿块。因此，只要是影响体内激素变化的因素，比如精神压力大、自主神经系统紊乱、失眠、脾气暴躁等，就会诱发乳腺增生病。当去除这些因素，体内激素不再紊乱，乳腺增生就会慢慢缓解好转。

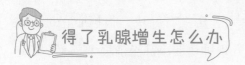

得了乳腺增生怎么办

乳腺增生好发于中青年女性，青少年和妊娠期、哺乳期的女性乳腺存在生理性增生，不属于乳腺增生病。绝经以后的女性内分泌水平下降，乳腺增生较少见。

乳腺增生一般情况下不需要治疗，只有部分人伴有疼痛的时候，需要调整生活状态，或者口服一些中成药、外用中医相关疗法，来减轻乳腺增生引起的疼痛。被确诊为乳腺增生后，也需要定期复查，每3～6个月复查一次。因为人体内部和外部环境一样，都是随时变化的，定期复查，才能随时、及早地发现问题，才能防患于未然。

> **Tips：乳腺增生和乳腺癌之间有联系吗？**
> 乳腺癌患者有可能会并发乳腺增生，乳腺增生病也有较少的概率会癌变，比如乳腺增生病中的导管或小叶非典型增生、乳腺导管内乳头状瘤等均属于癌前病变。但并不是得了乳腺增生就一定会得乳腺癌，乳腺增生病中只有一小部分会癌变，女性朋友们不必过分担心。

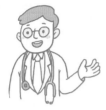

被忽视的蒙哥马利腺

脸上长疙瘩就够糟心的了，怎么乳晕上也长疙瘩呢？

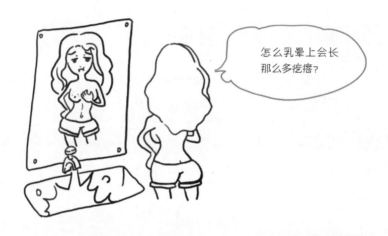

乳晕上的"疙瘩"可不是病，这种疙瘩是一种正常的腺体。什么是腺体？腺体就是人体分泌相关液体的组织。分泌胰液的叫胰腺，分泌汗液的叫汗腺，而长在乳晕上的这个可以分泌液体的"疙瘩"叫作乳晕腺，因为它是被一个叫蒙哥马利的外国人发现的，所以也称为蒙哥马利腺。

乳晕上的"疙瘩"可不是病，是一种正常的腺体。

什么是腺体？

腺体就是……
分泌胰液所以叫胰腺，分泌汗液的叫汗腺。
长在乳晕上分泌液体的"疙瘩"叫作乳晕腺，是被一个叫蒙哥马利的外国人发现的，所以也称为蒙哥马利腺。

蒙哥马利腺有非常重要的作用。

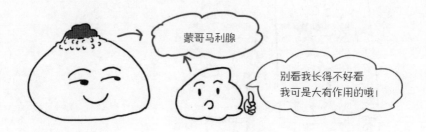

蒙哥马利腺

别看我长得不好看，我可是大有作用的哦！

🍼 润滑和保护

蒙哥马利腺和汗腺一样，都属于皮脂腺，因此它同汗腺一样，也分泌液体，以润滑、保护娇嫩的乳头和乳晕，使乳头保持柔软，并免于被摩擦所伤。

蒙哥马利腺

🍼 抗菌

蒙哥马利腺的分泌物同时有抗菌作用，能减少局部炎症的发生。有的人乳晕上会长毛，毛发越发达，证明蒙哥马利腺的分泌功能越强大，乳头的自净能力就越强。

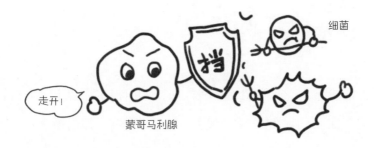

🍼 哺乳期诱导宝宝吃奶

蒙哥马利腺最关键的作用是在哺乳期。女性怀孕从8周开始，增加的雌激素和孕激素使蒙哥马利腺变得肥大，隆起得越来越明显，这时候叫作蒙氏结节。

小宝宝刚出生时，之所以会看到乳头就张嘴过去吃奶，就是因为蒙哥马利腺在乳晕表面分泌了一些有挥发性气味的物质，这些气味刺激宝宝的嗅觉，触发他的爬行反射和觅食—吮吸反

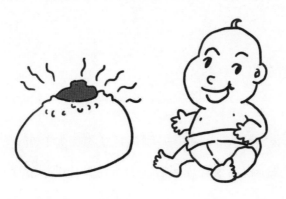

射，发挥进食的本能，让宝宝吃到第一顿口粮。这是宝宝开动大脑最关键的因素，对他的神经发育至关重要。

此外，它分泌的油脂，在哺乳时起到润滑乳头和宝宝口唇的作用，避免它们出现粗糙、干裂。

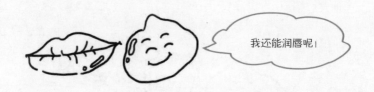

我还能润唇呢！

正常情况下，非孕期、非哺乳期，人们根本注意不到蒙哥马利腺的存在。只有在人体受环境、压力等影响，体内激素水平出现紊乱时，它才有可能明显地突出来。这时它的过度突出并不一定代表人生病了，它只是"站"出来提醒你：该注意保养、调理自己了。此时的蒙哥马利腺就是个报信的警示灯。

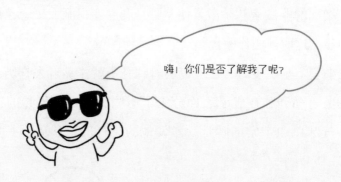

嗨！你们是否了解我了呢？

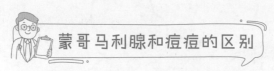

蒙哥马利腺和痘痘的区别

痘痘既是警示灯，也是一种病理状态，尤其当它的量很多的时候，女性不仅需要调理起居，更需要对其进行治疗。而蒙哥马利腺只是警示灯，不需要治疗，只要女性把自己的状态调整好，它就会安静地退回去；即使不退回去，它本身也不会给人带来伤害，因此千万不要因为觉得它不甚美观就想除掉它哦。

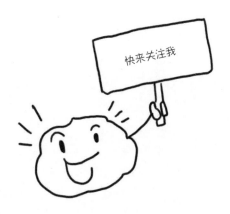

快来关注我

女性之所以看到蒙哥马利腺会焦虑，是因为对自己的身体不够了解，才会误把它当成痘痘。因此，我们平时应该多花点时间了解自己，知道哪些是正常组织、正常生理现象，这样就能减少不必要的担心和焦虑，时刻保持自信和乐观的心态。

乳房的常见疾病

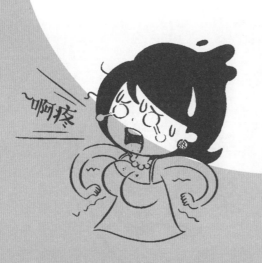

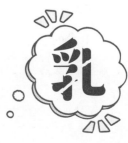

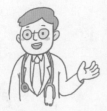

说说乳腺纤维腺瘤的事儿

　　25岁的小丽漂亮又能干，年纪轻轻就开起了自己的店铺，前年又遇到一位疼爱自己的"白马王子"，两人在亲朋好友的祝福下牵手步入婚姻殿堂，去年夏天两人已经预备着要孕育爱的结晶了，想到自己要成为一位母亲，小丽觉得幸福又紧张。可是小丽无意间摸到左边乳房里有一个圆圆的疙瘩，有鹌鹑蛋大小，不痛不痒，不硬不软，手感就像摸自己的鼻头一样，关键用手一推，它还会跑。这可吓坏了小丽，赶紧到医院去找专科医生做了检查，原来是个良性的纤维腺瘤，第二天就做了微创手术。现阶段小丽已经备孕成功，左边乳房恢复良好，一点都看不出来是做过手术的。

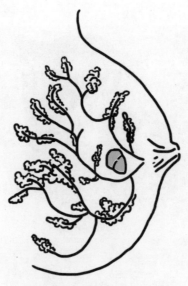

乳腺纤维腺瘤（良性）

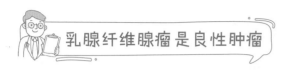

乳腺纤维腺瘤是良性肿瘤

　　说起乳腺纤维腺瘤，虽然它也是瘤，但它其实是一种良性肿瘤，是青少年女性中常见的肿瘤，发病年龄以20~30岁最多。临床上大多是单发为主，但是也有部分患者是多发的。世界上没有两片一模一样的叶子，当然，纤维腺瘤长得也不尽相同，大小不一，大部分是卵圆形，也有分叶状的，摸上去，表面光滑而富有弹性，与周围组织分界清楚，并且容易推动，活动度大。

　　乳腺纤维腺瘤的发生与体内雌激素水平增高有关，很少发生于月经初潮前和绝经后。有些朋友在月经来潮前，因为对激素敏感，肿块也会增大，还可能伴随有疼痛。纤维腺瘤生长非常缓慢，甚至几年都没有什么变化，但在妊娠期、哺乳期或绝经前期可以突然迅速增大，甚至有直径超过7cm的，这种叫作巨纤维腺瘤，算是纤维腺瘤中的"巨人"了。纤维腺瘤很少会发生恶变，但巨纤维腺瘤却有一定的恶变可能。

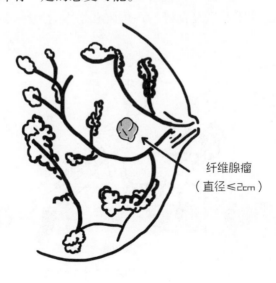

纤维腺瘤
（直径≤2cm）

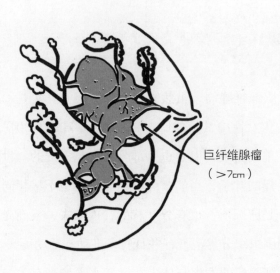

巨纤维腺瘤
（＞7cm）

    发现纤维腺瘤怎么办呢？纤维腺瘤虽然是良性肿瘤，但是仍应根据情况选择定期观察或手术切除。目前常规手术方式包括两种：第一种是微创旋切手术，其优点在于切口小、美观，缺点是对内部腺体损伤稍大，对特殊部位及较大肿物不适用。第二种是乳晕旁切口切除法，优点是对腺体损伤小、利用色差部分掩盖瘢痕，缺点是乳晕小、距离远的肿物不适宜采用。一般情况下，乳腺纤维腺瘤术后恢复良好的，可以在手术后半年备孕。

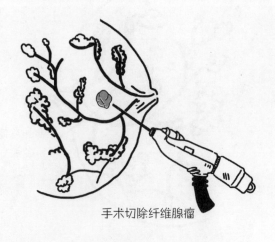

手术切除纤维腺瘤

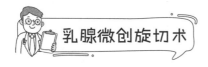

乳腺微创旋切术

　　乳腺微创旋切术依靠于特殊的器械，其中麦默通最为常见，它是一种微创切除乳房肿物的利器，是目前最先进的。术中通过B超精准定位，单次穿刺可多次切割，对各类传统手术难以切除的微小肿瘤和可疑病灶都能准确切除，且切口极小，一般不超过0.5cm，术后不需要缝合，非瘢痕体质的患者基本不留疤，术后恢复也比较快，一般适用于直径小于或等于3cm的乳腺良性肿瘤、乳腺可疑病灶活检，或良恶性不明的乳腺微小钙化灶诊断。

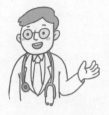

经期乳房疼痛

可能有部分女性朋友有这样的烦恼，月经还没来，"信使"——乳房疼痛倒是先来了。悄悄告诉你，到乳腺专科就诊的患者中有一半是因为乳房疼痛来的。我们根据乳房疼痛发生和月经周期的关系，将乳房疼痛分为周期性乳房疼痛和非周期性乳房疼痛两类。周期性乳房疼痛与月经有关，多在月经前3～14天加重，随月经来潮而有不同程度的缓解。最常见的感觉是双侧乳房弥漫性的酸痛或沉重感。

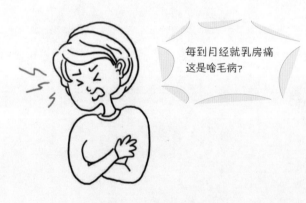

研究发现，乳房疼痛的发生与组织学异常、性激素异常、必需脂肪酸缺乏、精神因素息息相关。但是，需要我们注意的是，一定要区分乳房疼痛的各类表现。下面，请一起来看吧！

（1）乳房某一点或某一个固定位置疼痛，按压后加剧，这常常是乳房下方的肋软骨"捣乱"引起的非特异性炎症，这种疼痛往往能够自行好转。如果长时间觉得疼痛不适，建议还是去胸外科看看哟。

（2）初产妇在产后的1~2个月内，出现乳房疼痛，部分产妇伴有发烧、畏寒等表现，可能是乳汁淤积伴发细菌感染而发生乳腺炎。出现这种情况要及时就医，控制炎症和感染。

（3）乳腺癌最常见的临床表现是无痛性进行性增大的乳房肿块，但仍有部分乳腺癌可伴有乳房疼痛，通常表现为轻度隐痛或钝痛，发作无规律性，因疼痛不明显而常常被忽略。由于早期乳腺癌的症状不典型，所以即使是没有任何不适的正常女性，一般 40 岁以上必须每 1~2 年进行一次钼靶筛查，每半年进行一次乳腺高频彩超，以实现乳腺癌的早发现和早诊断，及时治疗。

对于无器质性病变的乳痛该怎么办？首先要告诉你的是乳痛症在妇女中是很常见的症状，不必给自身太多心理负担，简单来

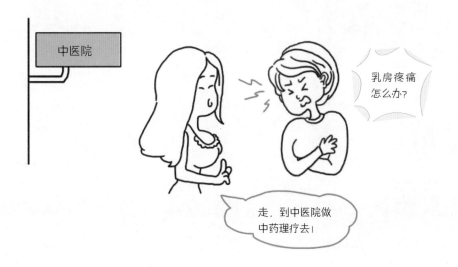

说就是"不要想太多"！其次，建议患者穿戴合适的胸罩以支持乳房，减少咖啡因的摄入，避免上臂的过度运动。另外，对于中重度乳痛症患者，若疼痛每月持续时间超过7天，反复发作大于6个月，或在乳房受轻微的震动、碰撞或运动时，甚至在静息状态下即感到胀痛、刺痛难忍，严重影响日常生活，则应在医师指引下考虑药物治疗。近年来，除了常规的西药治疗，中医外治法，如药物敷贴、针刺疗法、耳穴贴压法、头皮针、中药离子导入、穴位埋线疗法、穴位注射、刮痧拔罐、推拿按摩疗法、微波疗法等治疗乳痛症也有显著的效果。

好啦，看完之后你对乳痛症是否有了一些了解呢？

乳腺导管内乳头状瘤

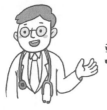

　　女性乳腺有15～20个乳腺导管，开口于乳头，并像树木的主干一样分出许多分支，开口于乳头的导管我们称为1级乳腺导管，就像大树的主枝一样，1级乳腺导管后还有2～4级乳腺导管，就是树上分出来的小枝丫，这些小枝丫里有时还会有一些"非法住户"，它们就是乳腺导管内乳头状瘤。

　　乳腺导管内乳头状瘤为女性常见的乳腺良性肿瘤，我们把发生在1、2级乳腺导管的乳腺导管内乳头状瘤，称中央型乳腺导管内乳头状瘤，一般认为其不增加乳腺癌的风险。终末导管发生的多发性乳腺导管内乳头状瘤称为外周型乳头状瘤，一般认为是癌前期病变，癌变率为5%～12%。乳腺导管内乳头状瘤多见于经产妇女，年龄以40～45岁居多，其在乳房良性肿瘤中的发病率仅次于乳腺纤维腺瘤，约占乳腺良性肿瘤的20%。

　　那么如何发现这些"非法住户"呢？乳腺导管内乳头状瘤的首发症状常常是乳头溢液。有研究表明，因乳头溢液到医院就诊的女性中，大约95%是由于良性原因引起的，在这之中，约50%的乳头溢液是由乳腺导管内乳头状瘤引起。所以，出现乳头溢液的女性患者大可不必过度惊慌，应及时就医，寻求专科医师帮助。

　　乳头溢液的原因有多种，2/3的未哺乳女性可通过乳房按摩和轻度的压力抽吸挤出少量液体，这是正常的生理性分泌，常常在热水浴或乳头检查后才首次发现溢液，这种情况一般不需要特别的处理，不放心的还是建议去医院看看。乳腺导管内乳头状瘤若发生乳头溢液，颜色为鲜红色、咖啡色、淡红色、褐色等，需要高度警惕，及时去医院就诊。

那么，怎么发现乳头溢液到底是什么原因引起的呢？一般来说，首先可以选择纤维乳管镜检查，其次可以选择 X 射线乳腺导管造影检查，两项检查都可以清晰显示病变导管的形态、病变部位和乳腺导管内乳头状瘤的大小，利于手术定位切除。无乳头溢液的可以选择乳腺超声或磁共振成像（MRI）、乳腺钼靶。

发现了乳腺导管内乳头状瘤，怎么办呢？第一，对于活检证

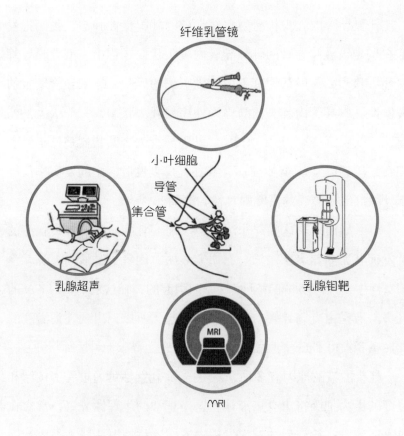

纤维乳管镜

小·叶细胞

导管

集合管

乳腺超声

乳腺钼靶

MRI

实为乳腺导管内乳头状瘤，但是不伴有恶性及不典型病变，且肿物直径小于2mm的，可3个月后复查乳腺彩超、乳腺钼靶、MRI等。第二，对于伴有血性溢液的乳腺导管内乳头状瘤，手术切除为主要治疗手段。由于导管一部分被切除，对母乳喂养可能有一些影响，如果现在正在哺乳，或未来有哺乳计划的患者，手术前应与医生详细沟通。

既然乳腺导管内乳头状瘤也这么可怕，我们该怎么预防呢？最重要当然是早发现！对于 40岁以上的女性，建议定期进行乳房检查，如乳腺超声、钼靶等，也可以进行自我乳房检查。检查方法可以参考本书的前部分。动起来，让这些"非法住户"无处遁形。

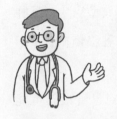

非哺乳期乳腺炎

30多岁的王女士最近一直比较痛苦，很注意乳房保护的她，左边的乳房不知怎么突然肿了起来，表面皮肤微微发红，摸上去硬硬的，有时还有疼痛，一开始以为是局部皮肤感染发炎了，自己在家吃了几天消炎药也没见好转，热毛巾敷了也不见效，才到医院看医生。到医院检查后一看，原来是得了非哺乳期乳腺炎。王大姐就纳闷儿了，不是只有哺乳期才会有乳腺炎吗？自己的孩子都断奶三四年了，怎么还会得乳腺炎呢？

近年来非哺乳期乳腺炎发病率呈明显上升趋势，虽然是一组良性疾病，但常规抗生素治疗效果不佳，多次手术后仍然容易复发，严重影响广大女性的生活质量及身心健康。因此临床上很多医生将非哺乳期乳腺炎的治疗比喻为"乳房上的打地鼠之战"，这个地方治好了，那个地方又发了，此起彼伏，让人着实头痛。为什么说它是一组疾病？因为非哺乳期乳腺炎，包括乳腺导管扩张症、导管周围乳腺炎、肉芽肿性小叶性乳腺炎。别看它有这么多种分类，它仍然是一组良性疾病。

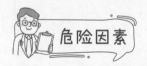

非哺乳期乳腺炎到底是什么原因引起的呢？说实话，目前为止，虽然国内外学者对非哺乳期乳腺炎的发病因素已有较为深入

的研究，但引起该病的确切因素仍然不明确。有些危险因素，如吸烟、肥胖、糖尿病、性激素水平等都可能会增加该类疾病的发生风险。

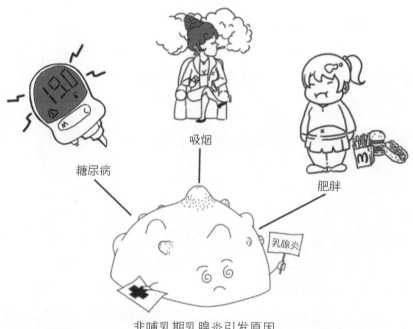

糖尿病

吸烟

肥胖

乳腺炎

非哺乳期乳腺炎引发原因

吸烟

国外有研究表示，导管周围乳腺炎在重度吸烟患者中更为常见。瑞士学者研究发现吸烟可以使导管周围乳腺炎的发病风险增加20倍。因此，拒绝吸烟、二手烟对保护乳腺健康有一定作用。

肥胖

肥胖对全身的免疫系统、免疫炎症反应有显著影响，并且会增加乳腺局部脂肪组织雌激素的产生，从而引起乳腺相关疾病。

糖尿病

国外有学者对乳房脓肿的发生及复发因素进行分析，发现糖尿病为其危险因素。这与糖尿病患者体内炎症因子异常，对细菌的杀伤能力下降，炎症不易控制有关。

性激素水平

肉芽肿性小叶性乳腺炎主要发生于育龄女性，且常在女性生育后五年内发病，这可能与性激素水平的改变、激素分泌及相关炎性改变有关。

其他

另外，乳腺导管扩张症、导管周围乳腺炎等疾病的危险因素还包括乳腺导管阻塞、细菌感染、乳头内陷。而肉芽肿性小叶性乳腺炎仍被专家们倾向认为是一类自身免疫性疾病，它的发生可能还与泌乳因素、感染因素、创伤、口服避孕药物等有关。

> Tips：得了非哺乳期乳腺炎怎么办？
> 当然是早发现，早治疗！
> 对于非哺乳期乳腺炎，一旦发生，可千万不要想着在家吃点消炎药，要及时到正规医院寻求乳腺专科医生专业治疗，不要耽误治疗的时机。

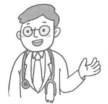

七情养生，远离乳腺疾病

七情，指喜、怒、忧、思、悲、恐、惊七种情绪。中医认为，除了外界的因素、体内的阴阳失衡可以致病，还有人的情志同样也会产生疾病，即七情失调。当你过度欢喜、愤怒、担忧、思虑、悲伤、惊恐时，都有可能导致自身疾病的发生。如《三国演义》中诸葛亮气死周瑜，《儒林外史》范进因中举过分欢喜而发疯，这些例子都是情志失调致病的最佳佐证。

中医认为，喜、怒、忧、思、悲、恐、惊七种情感的变化，在正常的生理状态下不会引起疾病。但是，突然强烈或长期的情志刺激，超过了正常生理调节功能的范围，使脏腑气机紊乱，情志出现持续性的变化，就会发生疾病。

中医认为，"怒伤肝""喜伤心""思伤脾""悲伤肺""恐伤肾"，一种情绪对应一个脏器，乳房的生理病理与肝、脾的功能息息相关。当长期抑郁、过度思虑时，就会导致肝、脾功能的损伤，因而引起乳房疼痛、乳中结块等症状。在临床中，我们也可以观察到，患有乳腺疾病的女性，多半性格内向，精神长期抑郁，家庭生活不幸福，尤其是现代大都市的年轻女性，她们面临激烈的竞争压力，精神长期处于应激紧张状态，导致情绪上的不稳定、不平和，因而特别容易发生乳腺方面的疾病。

乳腺可以说是女性情绪变化的晴雨表，女性只有少生气、少着急、少劳累，乳腺才能保持健康。

当遇到不良生活事件后，要正确对待，学会科学调节情绪和处事方法，学会愉快地生活，以防止乳腺疾病的发生。

良好的家庭生活、人际交往能有效为压力减负。平时多到户外接触阳光，回归大自然有益身心健康。遇到不愉快的事情，听音乐、找人倾诉、来一场慢跑，都可以化解不良情绪，避免其在体内郁积，成为诱发乳腺疾病的隐忧。

另外，饮食调理也很重要，应少食含激素成分高的食品，如蜂胶、蜂王浆等保健食品，在饲料中添加激素成分的养殖类产品也不适宜多吃。对乳腺有益的食品则包括有疏肝解郁作用的菊花、玫瑰花等，以及有软坚散结作用的柑橘类食物。海带类含碘高的食品具有软化乳腺结节的作用，也可食用。

带你认识
乳腺癌

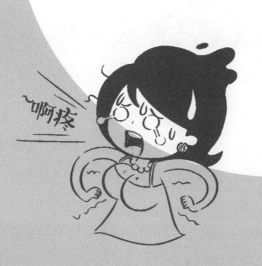

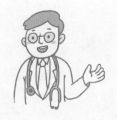

无声的恶魔：乳腺癌

　　早期乳腺癌多为无痛性的肿块，如果单纯通过触摸检查，可能会误认为是正常腺体。它总是悄悄扩张，大多数女性会在肿块发展到一定程度，侵犯周围组织时才感觉到局部疼痛，因此，我们常称乳腺癌为"无声的恶魔"。

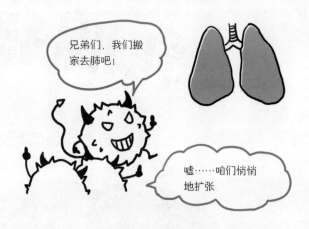

　　多少风华正茂的女性朋友们死于乳腺癌这个"无声的恶魔"，乳腺癌已成为女性发病率最高的恶性肿瘤，是严重影响女性身心健康的疾病，但是若能做到及早发现，及早治疗，完全是可以治愈的。

　　早期的乳腺癌不像肠癌、肺癌那样拥有明显的如血便、咯血等症状，乳腺癌的患者在大部分时间里生活得像个正常人一样。所以，当被诊断为乳腺癌时，许多患者及其家人都很难接受。因此，我们提倡早期的监测和自查。

你也许会说："我没有感觉到任何疼痛，应该不是乳腺癌。"然而，90%的乳腺癌患者都是没有疼痛表现的。乳腺癌最常见的表现是无痛性的肿块。

"我的家族中没有得乳腺癌的，所以我并没有患乳腺癌的风险。"大约80%的乳腺癌都是非遗传性的，若母系家族中有患乳腺癌的人，则本人患乳腺癌的概率比一般女性高出3~4倍。

乳房自查是发现乳腺病变的重要手段。女同胞们可以通过乳房自查发现乳腺病变。乳房自查能够协助你们发现乳房肿块、乳房溢液等不正常的病理变化。应每月进行乳房自查一次。乳房自查的最佳时间应该是月经期开始后7~14天。如果停经或闭经了，应选择在每月相同的日子里进行乳房自查，如每月的第一天。即使怀孕、哺乳期或进行过隆胸手术，也应该坚持每月一次的乳房自查。乳房自查的具体做法详见前文专篇介绍。

除了乳房自查，我们还可以通过B超检查、CT、MRI、钼靶、穿刺活检等手段进一步对乳腺癌进行排查和诊断。

癌症并不可怕，可怕的是因讳疾忌医，延误病情导致损失经济累及生命。有些人害怕自己患乳腺癌而不敢去医院检查，却不知身陷误区。患不患乳腺癌不取决于去不去医院，去看医生可以排除乳腺癌，解除心理压力，一旦确诊为乳腺癌，也是早期发现，能及时治疗。

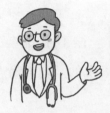

乳腺癌的早期预防

　　乳腺癌是人类最常见的恶性肿瘤之一，也是女性常见恶性肿瘤之一，如果你担心会患上乳腺癌，以下这些建议可以帮助你预防乳腺癌。家族遗传性的乳腺癌也许我们无法改变，但生活方式的改变能够降低患乳腺癌的风险。那么我们怎么做才能降低患乳腺癌的风险呢？

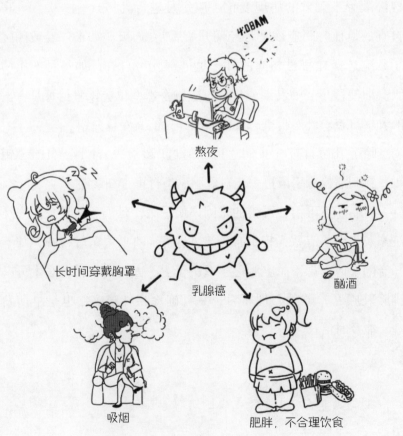

熬夜

长时间穿戴胸罩

乳腺癌

酗酒

吸烟

肥胖，不合理饮食

一些研究表明生活方式的改变可以减低患乳腺癌的风险，即使是对于具有高危风险的女性而言也同样有效。以下是一些能够降低风险的生活方式。

①戒酒

饮酒过多会导致体内激素水平改变，泌乳素分泌增加会刺激乳腺细胞，从而导致增生和癌变。同时，酒水中的热量导致脂肪增加过多，也会增加罹患乳腺癌的风险。

②戒烟

越来越多的证据表明抽烟的女性患乳腺癌的风险比不抽烟的女性高，尤其是绝经期女性。此外，吸烟不止会增加患乳腺癌的风险，对消化道恶性肿瘤、宫颈癌、肺癌等也有不良的影响，戒烟是对个人健康最大的负责。

③控制体重

超重或肥胖都会增加患乳腺癌的风险，尤其是中年发胖以及绝经期的妇女。

④坚持锻炼

过于肥胖会增加体内雌激素的产生，从而诱发乳腺癌。适当运动可以提高机体免疫力，又可避免肥胖。体育锻炼能够帮助我们保持健康的体重，从而降低患乳腺癌的风险。对于大部分健康的成年人，建议一周至少150分钟中等强度的有氧运动或75分钟高强度的有氧运动，加上两周一次的力量训练。

⑤ 母乳喂养

母乳喂养在乳腺癌预防中起重要作用。母乳喂养的时间越长，预防的作用越大。怀孕、分娩、哺乳虽然辛苦，但带给女性朋友的不仅是可爱的下一代，还大大增强了女性的抗疾病能力。

⑥ 限制激素的使用

激素疗法使用时间超过3年，将会增加患乳腺癌的概率。如果你正在使用激素缓解绝经期的一些症状，建议你咨询医生一些其他的选择，如通过一些非激素的疗法缓解症状。如果你觉得短期的激素疗法的好处大过坏处，建议使用最低有效量，并且让医师监测用药时间。

⑦ 避免不必要的辐射

研究表明，辐射与乳腺癌的风险相关。医学检查手段如CT等具有大量的辐射，若非必要，尽量减少不必要的放射性的检查。

⑧ 积极治疗乳房的良性疾病

如乳腺增生病、乳腺囊肿、乳腺纤维腺瘤、乳腺导管内乳头状瘤等。

⑨ 合理饮食

已有研究表明，高脂、高糖、高胆固醇的食物不仅会增加心脑血管疾病的发生，而且会增加乳腺癌的患病率。日常生活中应该营养均衡，详见后面关于饮食物的专篇介绍哦。

(10) 调节心情

常常保持乐观情绪，避免过大压力，生活作息规律。只有少生气、少着急、少劳累，乳腺才能保持健康。

此外，建议每天戴胸罩的时间不超过8小时并定期去正规医院乳腺专科检查乳腺。

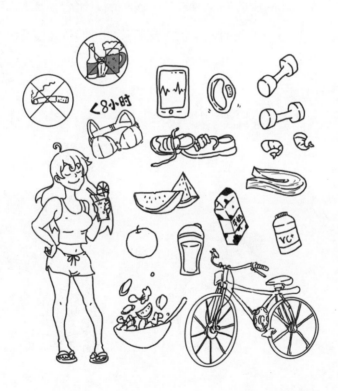

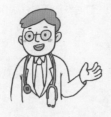

乳腺癌的危险因素

目前，中国每年新发乳腺癌患者约28万人，数据显示，农村和城市乳腺癌发病率也呈现了完全不一样的情况，尤其是一线城市，发病率更高。生活在大都市的女性更应该严密防范。

研究表明乳腺癌的好发因素是由多种因素组合而成，那么都有哪些因素呢？今天我们就来扒扒乳腺癌的危险因素，看看都有什么。

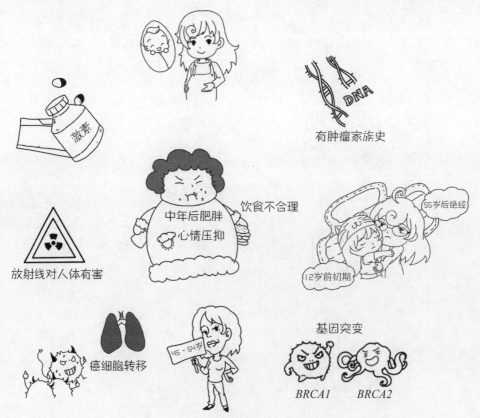

①年龄

我国女性乳腺癌发病高峰为45~54岁，比欧美国家要提前10年左右。中国抗癌协会乳腺癌专业委员会建议一般风险人群乳腺癌筛查的年龄为40岁，对于乳腺癌高危人群可将筛查起始年龄提前到40岁以前。

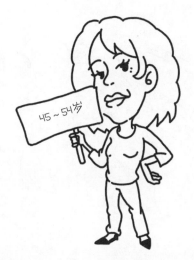

②基因突变

在基因测试中发现带有*BRCA1*、*BRCA2*突变基因（这是肿瘤发生的内因）的女性，具有罹患乳腺癌及卵巢癌的高风险。

基因突变

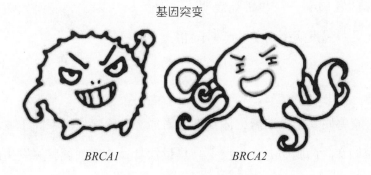

BRCA1   *BRCA2*

③ 初潮及绝经时间

12岁前初潮来临的女性以及停经迟于55岁的女性易患乳腺癌。初潮太早或是绝经太晚的女性，都意味着周围循环雌激素水平持续提高的时间比其他女性长，而体内雌激素水平的升高致使乳腺癌的发病率升高。

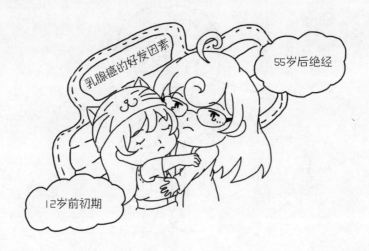

④ 婚姻、妊娠、哺乳

30岁以后初次怀孕或没有经历一个完整的孕期，也会增加乳腺癌的发病率。一些研究表明，单身、婚后未孕、妊而未哺妇女，乳腺癌发病率高于经产妇1.4倍。

⑤ 体重及饮食

欧美妇女绝经期后，体重迅速增加，乳腺癌发病率高于亚洲国家妇女。高脂肪、高蛋白、高热量饮食，会增加乳腺癌发生的危险。特别是进入中年后明显肥胖的女性，更要重视乳腺癌的早期发现，改善饮食及生活方式。

⑥ 乳房增厚

乳房增厚意味着乳房的结缔组织比脂肪组织多，这增加了乳腺钼靶检查发现肿块的难度。

⑦ 长期服用激素类药物

长期服用激素类药物有可能诱发乳腺癌。

⑧ 有肿瘤家族史，尤其是家族中有乳腺癌病史

每年有10%～15%的乳腺癌发生与家族史有关。若母系家族中有乳腺癌患者，其女儿或姐妹患乳腺癌的概率比一般女性高出3～4倍。统计资料证实，乳腺癌具有家族性多发性。其遗传性也早已有统计资料证明，尤其是母系影响，常表现为第二代较第一代明显，发病年龄也偏早。

⑨ 长期接触有毒、有害物质和各种放射线

长期接触有毒、有害物质或长期接触各种放射线，能诱发乳腺癌的发生，且能促进癌细胞的增殖。

⑩ 癌细胞的转移

癌细胞由其他部位转移至乳房，特别是曾经患有子宫内膜腺癌的患者，应特别注意复查。

(11) 一侧乳房已患有乳腺癌

其对侧乳房患乳腺癌的概率是正常人群的5~7倍。

(12) 心情压抑

此外，长期处于压抑的环境，心情抑郁，也会导致乳腺癌的发生。现代中国社会的生活节奏越来越快，尤其在一线城市。而新时代的女性比前几代人承担了更多的社会责任。随着生活压力的增大，将会影响体内各种激素水平的变化，同时也会对机体免疫系统产生一定的抑制作用，从而促进肿瘤的发生。

一些女性即使没有任何危险因素，也会罹患乳腺癌。具有危险因素并不意味着一定会得乳腺癌，而没有危险因素并不意味着不会得乳腺癌。此外，不是所有危险因素都均有同样程度的影响，大部分女性都拥有一些危险的因素，但大部分女性都没有患乳腺癌。如果你具有患乳腺癌的一些危险因素，建议跟专科医师沟通，寻求降低乳腺癌风险的方法以及定期检查。

2019年中国抗癌协会乳腺癌专业委员会推荐筛查意见

乳腺癌高危人群的定义

存在下列三种情况之一者即被认为是乳腺癌高危人群：

（1）有明显的乳腺癌遗传倾向者。

（2）既往有乳腺导管或小叶不典型增生或小叶原位癌的患者。

（3）既往30岁前接受过胸部放疗。

乳腺癌高危人群的筛查推荐策略与管理

（1）推荐起始年龄更早（小于40岁）开始乳腺筛查。

（2）每年 1 次乳腺X线检查。

（3）每 6~12 个月 1 次乳腺超声检查。

（4）每 6~12 个月 1 次乳腺体检。

（5）必要时每年 1 次乳腺增强MRI。

乳腺癌一般风险人群的定义

除乳腺癌高危人群以外的所有女性。

20~39岁：不推荐对该年龄段人群进行乳腺筛查。

40~70岁：①适合机会性筛查和人群普查；②每1~2年进行1次乳腺X线检查；③对致密型乳腺（乳腺X线检查提示腺体为c型或d型）推荐与B超检查联合。

70岁以上：①适合机会性筛查；②每1~2年1次乳腺X线检查。

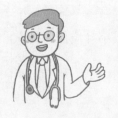

男性乳腺癌

　　男同胞们，不要因为乳腺癌的公认标识是粉红色的丝带，就鲁莽地认为乳腺癌是女士才会得的病，事实上，男性也会患乳腺癌！

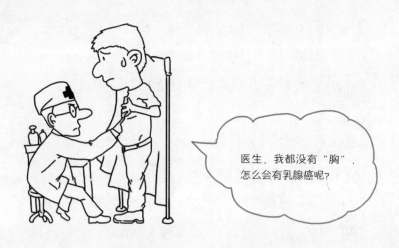

　　最常听到的质疑是，"我都没有'胸'，怎么会有乳腺癌呢？"事实上，男性朋友也有"胸"，和女性朋友一样，男性朋友也具备乳腺组织，但是，由于男性乳房没有小叶及腺泡的发育，所以乳房比女性要小得多，正常男性的乳房发育程度很低，所以乳房有别于女性。

　　男性乳腺癌是发生在男性中一种少见且特殊的恶性肿瘤，在全部乳腺癌中占比小于1%。由于生理因素等差异，男性乳腺癌发病率远低于女性乳腺癌发病率。但由于男性对自身防患乳腺癌风险的意识不强，导致男性乳腺癌患者不能及时诊断而常延误病情。所以，我们很有必要向广大男性朋友普及一下男性乳腺癌的一些知识，女性朋友看了也要积极向自己的爱人、亲人或朋友普及哦。

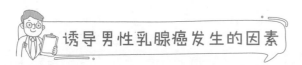

诱导男性乳腺癌发生的因素

男性乳腺癌的确切发病原因目前尚不清楚，遗传因素和雌激素水平增加是最常见的诱因。BRCA1、BRCA2是科学家发现的两种与遗传性乳腺癌有关的基因，这两种基因具有抑制恶性肿瘤作用，但当这些基因发生突变时，抑制恶性肿瘤作用就会受到损害，而这种基因突变遗传给下一代时，下一代患乳腺癌的风险就会大大增加。因此，对于家族中有病史和在基因测试中发现带有BRCA1、BRCA2突变基因的男性来说，乳腺的定期筛查是很必要的，建议选择乳腺钼靶X射线或乳腺彩超。此外，体内雌激素水平过高是男性乳腺癌发生的主要原因之一。当男性摄入的雌性激素过多，就会"激活"乳腺，造成乳腺发育，在男人身上表现出女人的身体特征。肝脏具有代谢的功能，肝功能不正常的人，体内的雌激素便无法被肝脏"清除"，造成雌激素维持在较高水平，这也是乳腺癌发生的一个诱因。有研究表明，当一个人的体重超过正常体重20%时，体内的脂肪细胞会将雄激素转化成雌激素。也就是说，肥胖男子体内的雌激素水平较高，间接增加了乳腺癌的发生机会。所以，肝功能障碍和肥胖的男性是乳腺癌的高危人群。另外，长期暴露于电磁场环境或者夜间暴露于光线下，长期暴露于高温及苯乙烯、甲醛等环境，缺乏体育锻炼，摄入酒精也易诱导男性乳腺癌。

需要提及的一点是，当体内雌激素水平提高时，男性乳房会因为乳腺发育而增大，乳房增大并不等于乳腺癌，男性同胞不必过度恐慌。当男性乳腺发育后，乳房和女性乳房基本在结构上是一样的，所以也是需要外界因素才可能患癌的。很多人有一个误区，认为肥胖男性的胸大，就发育成乳房了，其实不然。乳房主要是脂肪，肥胖男性只是胸部脂肪多，即使很瘦的男性，胸部没有什么脂肪，也有可能是乳腺发育者。想要知道乳腺是否已经发育，最好做一下彩超，就可以准确地查出来。

多年临床研究发现，男性乳腺癌患者生存期远远低于女性，他们更容易发生癌细胞的转移、扩散。由于男性的特殊生理特点，乳腺的脂肪较少，乳头乳晕下有丰富的淋巴管网，故易浸润皮肤和肌肉组织而引起感染和癌细胞的转移和扩散，且易引起淋巴结肿大。男性乳腺癌发病年龄较大，病程较长，就诊晚，故晚期病例较多。很多男性对其乳腺的异样不重视，从而延误病情，导致就诊时病情常发展到了中晚期。

所以，男性也要定期检查乳房，治病不如防病，晚就医不如早就医。和大部分女性乳腺癌一样，男性乳腺癌通常表现为无痛的单侧乳房肿块，除此以外，还可以在腋窝触及肿大的淋巴结，也有可能出现乳头血性溢液、皮肤凹陷和起皱、乳头内陷等。当出现以上症状，应及时到乳腺专科就诊，一般三个月就要检查一次乳房。

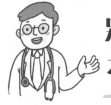

别害怕，乳腺癌并非不治之症

54岁的张阿姨自从提前退休后终于过上了理想中的幸福生活，儿女已经独立门户、工作生活都很顺心，很少事情需要她操心，她也落得享受自由自在的退休生活。组建小区高质量广场舞队一直是张阿姨的愿望，经过她的努力经营，现在小区的广场舞如火如荼地进行着，擅长舞蹈的张阿姨仿佛步入人生第二春，每天生活不亦乐乎。可是最近，张阿姨的笑容越来越少。一周前，张阿姨摸到左侧乳房外上方有一个肿块，不以为然的她到医院一检查就被告知是乳腺原位癌，需要赶紧住院治疗，这对于很少生病的张阿姨来说无疑是晴天霹雳。尤其是想到自己的母亲20多年前也是得的乳腺癌，经过治疗，最后还是因为癌症复发离世，张阿姨觉得自己已经得了不治之症，时日不多，生活也索然无味，她的精神越来越差，并且拒绝住院治疗。

确实，乳腺癌是全世界女性最常见的恶性肿瘤之一，每年的大数据统计显示乳腺癌的发病率不断上升。在中国，大中城市女性乳腺癌新发病数量居首位，比其他中小城市和农村地区高出两倍，并且发病呈年轻化趋势。

说到癌症，大部分的人都会把它等同于不治之症，由于影视作品影响、科普知识匮乏等原因，甚至有人"谈癌色变"。实际上，乳腺癌的发病率不断上升，死亡率却有所下降，随着医疗技术的发展，新的药物及新的治疗方式不断出现，乳腺癌，已非不治之症。

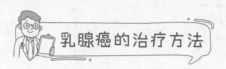

乳腺癌的治疗方法

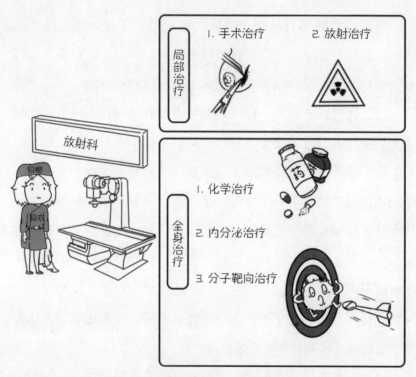

乳腺癌的各种治疗方法

　　乳腺癌的治疗可分为局部治疗和全身治疗两种。局部治疗包括手术治疗和放射治疗（放疗），其目的是杀死局部的肿瘤细胞；全身治疗则包括化学治疗（化疗）、内分泌治疗和分子靶向治疗。

🧴 手术治疗

大家一听到乳腺癌的手术治疗，是不是就想到得切除整个乳房呢？其实不全是这样，目前乳腺癌的手术方式主要有两种，整个乳房切除的叫全乳房切除术，又叫根治性手术，特点是切除范围广，创伤较大，术后恢复较为缓慢，并发症较多，外形改变也比较显著。还有一种叫部分切除手术，又称为保乳手术，特点是局部切除乳腺肿瘤，根据病情选择性地进行腋窝淋巴结清扫，这样相对保证了乳腺外形的完整性，手术的创伤也较小，但术后常需要进行放疗。

🧴 放疗

什么是放疗呢？放疗是通过放射线的电离辐射作用杀灭肿瘤细胞的一种局部治疗方法，一般用于手术后，可以起到减少乳腺癌复发转移的作用。也有一些放疗用在术前，为了降低乳腺癌的分期，提高乳房保留比例或者使不可手术患者获得手术机会。还有一些胸壁或区域淋巴结复发的患者，为了提高局部控制率，也常使用放疗治疗。

🧴 化疗

化疗属于全身治疗，是通过化学药物杀伤身体各处的肿瘤细胞。其优势在于对体积小、生长快的肿瘤作用好，而对体积大、生长慢的肿瘤作用差。因此化疗与手术正好可以进行优势互补。

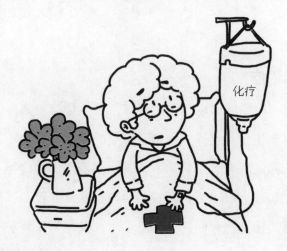

内分泌治疗

乳腺癌的内分泌治疗是肿瘤内分泌治疗中研究历史最久、最成熟，也是最有成效的。医学表明，雌激素异常升高是部分乳腺癌的重要致病因素之一，因此，降低雌激素水平可以有效地治疗乳腺癌，这就是内分泌治疗。

靶向治疗

针对导致肿瘤发生发展的位点，采用能够与这些位点特定结合的药物，精确杀死肿瘤细胞，即为靶向治疗。因分子靶向治疗瞄准肿瘤细胞，避开正常细胞，能分清"敌我"，对正常组织的损伤较小，因而毒性低，疗效确切。

中医药治疗

中医药治疗可以缓解患者在其他治疗过程中的不适，如恶心呕吐、乏力、睡眠障碍、焦虑等，提高病友的生存质量。

现在，因为乳腺癌治疗手段及治疗技术的提升，乳腺癌患者的生存率比以前提高了不少，千万不要再认为乳腺癌是不治之症了，及时发现，积极治疗，未来的生活还是很幸福的。

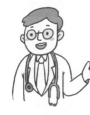

跟着我，乳腺癌术后上肢复健做起来

随着人们生活、工作压力的增大，乳腺癌发病率呈逐年上升的趋势。手术治疗是乳腺癌最主要的治疗手段之一，但手术治疗的方式会破坏术侧肢体正常的血液循环和淋巴循环，导致患者在术后会出现不同程度的上肢功能障碍，甚至出现肩部僵硬、肌肉萎缩、皮下积液和肢体水肿等症状。

早期合理有效的功能锻炼，能够提高上肢功能，使患者尽快恢复生活自理能力和工作能力，提高生活质量。因此，乳腺癌术后功能锻炼至关重要，锻炼根据术后时间长短而不同，具体方法如下。

① 术后6~24小时：主要活动手指和腕部

具体做法：
术侧可做伸指、握拳、屈腕等锻炼，可以用小橡皮球进行握拳锻炼。

术后6~24小时

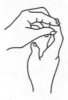

伸直、握拳、屈腕等，建议用小橡皮球帮助握拳锻炼

②术后1~3天：主要进行上肢肌肉等长收缩

具体做法：患者用健侧的手或他人协助，帮助术侧上肢进行屈肘、伸臂等锻炼，并逐渐过渡到肩关节的小范围前屈、后伸（前屈小于30°，后伸小于15°）。同时用健侧的手按摩术侧的手，从下至上，直至肩膀。家属或护理人员可以帮助患者拍背、按摩肩部、活动颈部（米字操），促进颈部及肩部血运，防止冻肩形成。

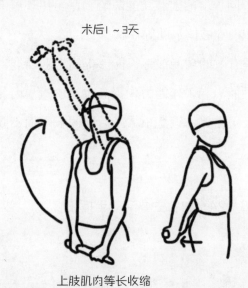

术后1~3天

上肢肌肉等长收缩

③术后4~7天：主要增加术侧手的活动量

具体做法：患者用术侧的手进行洗脸、刷牙、进食等日常活动，也可以用术侧的手触摸对侧肩部及触摸同侧耳朵。

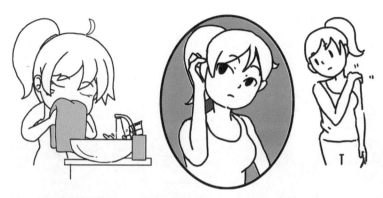

术后4~7天

用术侧手洗脸，刷牙，进食等日常活动，并做以术侧手触摸对侧肩部及同侧耳朵的锻炼

④ 术后1~2周：主要开始做肩关节活动（伤口愈合后）

具体做法：以肩部为中心，前后摆臂，耸肩、旋肩等锻炼。

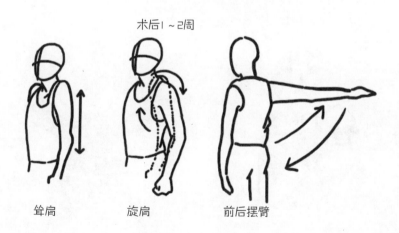

术后1~2周

耸肩　　　　　旋肩　　　　　前后摆臂

⑤ 术后15天~3个月：此阶段为功能锻炼的关键时期，主要是防止由于瘢痕组织收缩对肩关节活动的影响

具体做法：双肩背伸、抬高手臂、手指爬墙（每日标记高

度，逐渐递增幅度，直至患侧手指能高举过头）、扩胸运动等锻炼。这阶段锻炼以手臂能抬高90°为目标。

术后15天~3个月

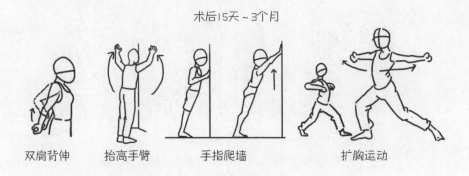

双肩背伸　　抬高手臂　　手指爬墙　　扩胸运动

⑥ 术后3~6月：主要针对患者全身康复的情况进行有氧运动和上肢负重力量锻炼

主要做法：游泳、太极等。

术后3~6月

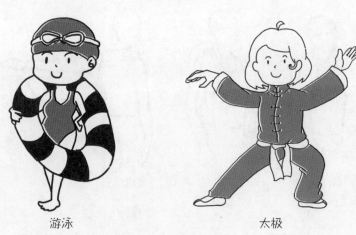

游泳　　　　　　　　太极

在做上肢康复锻炼时，应注意以下几点：

（1）锻炼应该循序渐进，逐渐增加，不宜过累，一般每日

3～4次，每次20～30分钟为宜。

（2）起床时不要用术侧的肢体支撑身体。

（3）术侧手不能提重物（大于5kg的物体）。

（4）禁止用术侧手输液、测血压等，以免阻碍患肢血运及淋巴回流。

总之，术后锻炼是很有必要的，应坚持规律性的、注重强度的锻炼。科学的术后锻炼能保证患肢更快速地恢复。

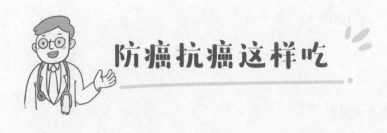

防癌抗癌这样吃

面条、大米、西红柿、胡萝卜、苹果、大枣……你知道这些食物的名字，但是了解它们的内在吗？你知道有些食物是抗乳腺癌小能手吗？哈哈，那就来听听这些小能手的自我简介吧。

蛋白质

我是蛋白质，我是组成和修复器官组织的重要成分，是人类必不可少的营养素。我藏身于鱼肉、猪肉、鸡蛋、大豆、谷物、坚果等食物中。我非常有营养，我进入人类体内后，可转化为氨基酸。我喜欢平淡的生活，不喜欢烧烤、高温、油炸和挤压。

碳水化合物

我是碳水化合物，我是人类能量的主要来源，我藏身在糖、甜食、饮料等食物里，也叫单一碳水化合物，还有在全麦面包、糙米饭、苹果、梨、桃子等食物里，叫复合碳水化合物。大家对我是又爱又恨，人类离不开我，我可以迅速转化成糖给人们提供能量，缺了我，人们会出现头晕无力的低血糖症状，多用了我，又会出现肥胖的现象。然而，乳腺癌这个大魔头也是需要我的。

🧴 脂肪

我是脂肪，俗称"油"。因为有我的存在，大家能感受食物的美味。我不仅是最好的能量来源，也是能量存储形式。在人身体上的表现模式——肥肉，有时人们会讨厌我，但我对人体其实非常重要。比如我和维生素几个兄弟就是最佳搭档，如

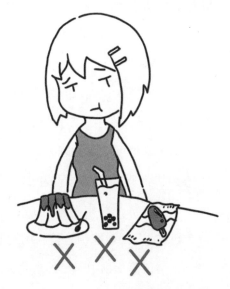

维生素A、维生素D、维生素E、维生素K，他们四兄弟与我融合，让人体能够更快地吸收他们。我作为人体重要的营养素，与肿瘤的发生有很大关系。如果我被氢化，我就变成了反式脂肪酸，不利于健康。含反式脂肪酸多的食品有加工食品、煎炸烘焙类食品，如烧烤、油炸薯片、曲奇、冰激凌等。因此，应少吃甚至不吃这类食物，而选择含必需脂肪酸的食品，如三文鱼、沙丁鱼、金枪鱼等。

🧴 膳食纤维

我是膳食纤维，我存在于很多的食物中，如燕麦、大麦、芹菜、青豆和绿色蔬菜。别看我没有脂肪兄那样美味可口，但我是名副其实的抗乳腺癌能手。我可以加速肠道蠕动，增加雌激素的排泄；可以降低人体内的血清胆固醇水平，减少乳腺癌的发生风险。看我这么能干，大家可以从燕麦、大麦、芹菜、青豆、

绿色蔬菜等食物中找到我哟。

🍶 维生素

　　我是维生素，是维护生命的重要元素，我可以分身为维生素A、维生素B、维生素C、维生素D、维生素E等。维生素C可以保护机体免受过度氧化的刺激。很多人问，既然维生素C这么厉害，那怎么找他呢，其实很简单，他藏在甜椒、西兰花、莴苣、芥菜、西红柿等蔬菜中。并且，他很怕热，所以温度越高，他流失越多。维生素D也能预防乳腺癌的发生，他存在于蘑菇、三文鱼、鲱鱼、鲭鱼等食物中，另外多晒太阳也能促进维生素D的合成。

　　了解我们之后，是不是更想吃了呢?

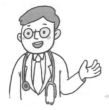

动起来，一起呵护乳房健康

俗话说：生命在于运动。经常运动的人往往精力充沛，活力十足，且较少生病。《黄帝内经》中说："正气存内，邪不可干，邪之所凑，其气必虚。"说明疾病的发生与人体的抵抗力下降密切相关。适当的运动可以增强体质，提高机体的抗病能力。所以，呵护乳房健康，从现在开始，请尽情地运动起来吧！

在日常生活中，正确的运动方式有以下几种：

（1）走路：要根据自己的实际情况，尽量多走路。是指在体力、膝盖能承受的范围内，能走路则不坐车、电梯，同时在走路时尽量挺直脊背、抬头挺胸。这样做的目的是分散脊背所承受的压力，使乳房组织得到充分放松，可防止乳房下垂。

另外，坐时挺胸端坐，睡觉时采用仰位或侧卧位，可避免压迫乳房组织。

（2）胸部运动：通过胸部锻炼的方法，如护胸运动、双臂上举、侧举哑铃、俯卧撑、深呼吸等运动，可以达到增强支撑乳房的胸部肌肉力量的效果，也可以改善乳房局部血液循环。

（3）全身运动：可以选择自己喜欢或适合的全身运动，如快步走、游泳、骑车和体操等，让全身的肌肉和细胞都动起来。

运动时间：建议每天9点前或16点后在阳光下运动。适度的阳光照射，可以帮助我们体内合成维生素D。部分研究表明，维生素D对乳腺健康是有益的。

最后建议大家每天运动1小时，掌握好时间和强度，常运动，常健康，祝愿大家成为健康快乐的女性！

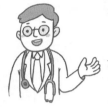

发现乳腺癌后，如何调整情绪

乳腺癌是女性最常见的恶性肿瘤之一，特别是40～60岁绝经期前后的妇女发病率较高。作为常见肿瘤，如果万一不幸在一个人身上发生并确诊，便很容易让人产生紧张、焦虑、无助的心理。

这时候，您要知道疾病对任何人来说都是可怕的，出现焦虑、紧张、害怕的情绪是一种正常的心理反应。但是这种反应并不能促进疾病的好转，反而会使自己更加焦虑、紧张。因此，通过合适的方法去缓解焦虑才是我们要做的。

第一，请您要诉说。对疾病的恐惧、对未来的彷徨，以及疾病本身的痛苦、造成的家庭经济压力，很容易让人产生各类心理问题。这时，请您诉说，不要默默一个人承受。您可以跟家人一起承受、分担，也可以加入一些同样病情的讨论群，大家相互鼓励，一起战胜病魔。

第二，请您相信专业人士。相信您就诊医院的医疗实力，相信医生的专业经验和医疗技术。对于疾病的治疗，他们比您更专业，经验也更丰富，很多类似病情的患者都得到了很好的治疗。所以，不要太相信自己在网上搜索、民间道听途说的一些所谓治疗方法，要相信正规医疗机构的治疗，并且耐心配合。

第三，请您保持正常的生活轨迹。如听您喜欢听的音乐，与友人、家人一起看电影、逛街，每天进行适度的运动等。也可以找一些新的兴趣点，如看书、画画、听广播，总之就是不要让疾病影响您现有的生活。当然，以前不健康的生活方式，比如熬夜、酗酒、饮食不规律等还是要抛弃。

第四，请您适度运动。适度运动和锻炼，会让人产生愉悦的心情。人生病后康复的过程，就是身体与病魔对抗的一个过程，适度运动，可以加强自身的抵抗力。

第五，请您适度忙碌。保持适度忙碌的状态，可以让人暂时忘掉很多不好的事情，也可以分散对疾病的注意力，这同样也有助于疾病的治疗。

第六，请您保持积极乐观心态。坦然面对您的病情，并且相信可以通过现代的医学治疗能够得到好转。同时也可以分享您的好方法或心态给别人，相互鼓励，相互打气，共同迈过疾病这道坎。

总之，出现问题，焦虑、抱怨是无济于事的，尝试接受现实，积极勇敢面对，并主动出击，放松心态，以乐观态度配合医生，才能战胜病魔，走向健康人生！加油！

呵护生命之树，呵护健康乳房

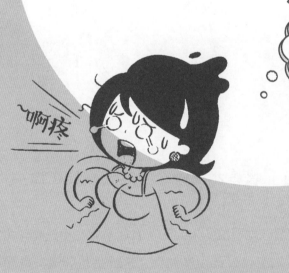
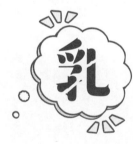

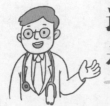

送给宝宝最好的礼物：母乳喂养

相信很多准父母们在迎接宝宝到来之前，都会有收到这样的建议，"准备好奶粉，以备不时之需"，大部分的孕妇在孕晚期都会将奶瓶和配方奶粉作为必备的待产物品之一。真的需要这样吗？

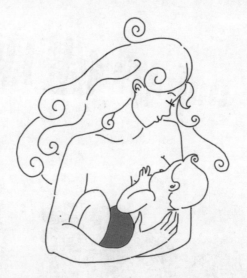

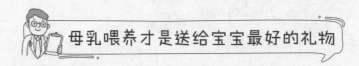

母乳喂养才是送给宝宝最好的礼物

妈妈们分娩后前几天的乳汁看起来有些不一样，由最初的透明清澈逐渐变得偏黄而又黏稠，这就是初乳呢！可能有些刚晋升为父母的新手们会觉得乳汁颜色奇怪，看起来还有些"脏脏

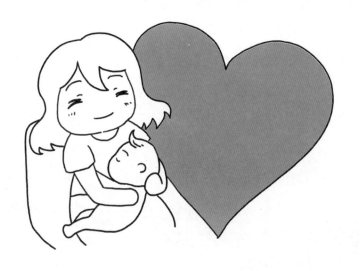

的"，很嫌弃，想要挤出来丢掉，不让宝宝吃，殊不知这是为新生儿量身定制的专属产物——初乳，其中所含钠、钾、氯浓度较成熟乳高，蛋白质、脂溶性维生素也优于成熟乳，对新生儿来说是第一道天然的保护屏障；并且初乳还有轻泻作用，可以促进胎便排出，降低新生儿黄疸。另外，因新生儿的肠道尚未发育完全，还不能消化很多的脂肪，而初乳的脂肪含量也较低，满足新生儿的需要。初乳如此神奇和珍贵，千万不要浪费了！

母乳含有适合婴儿生长发育所需的各类营养成分，并且随着婴儿月龄的增长，母乳的成分也会随之改变，会变得更适合婴儿的需要，更容易被婴儿消化吸收。同时，在母乳喂养的过程中，宝宝的吮吸也可以刺激妈妈们脑垂体分泌两种激素——泌乳素和催产素。泌乳素能促进乳汁产生和增加，而催产素会促进妈妈们的子宫收缩，帮助妈妈们排尽恶露，减少子宫出血，对于帮助妈妈们的子宫恢复也有较好的作用呢。所以，母乳喂养不仅是送给宝宝的礼物，也是宝宝回馈给妈妈们的惊喜！

世界卫生组织建议产后1小时即开始母乳哺育，生命最初6个月应进行纯母乳哺育，在婴儿6个月龄时增加有足够营养和安全的辅食，同时可持续进行母乳喂养至2岁。

也会有一些新手妈妈因为担心自己乳房大小或者乳头形状达不到哺乳的"标准"，对自己哺乳能力缺乏自信而放弃母乳喂养。其实呢，每位妈妈的乳房对自己的宝宝来说，都是他独特、专属的"食具"，只要妈妈提前掌握自己乳房及乳头形态相应的哺乳技巧，在哺乳时与宝宝找到默契后，相信妈妈们在产后哺乳也是一件很愉悦的事情呢！

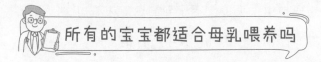

所有的宝宝都适合母乳喂养吗

虽说母乳喂养是送给宝宝最好的礼物，但是也有一小部分宝宝或者妈妈们由于自身健康原因或者其他原因不能哺乳，那我们就一起来看看哪些情况需要添加配方奶粉来喂养宝宝吧。

当妈妈患有严重的心脏、脑血管及肾脏等疾病时，哺乳会加重这些器官的负担或者对其造成损害；当妈妈患有慢性乙型病毒性肝炎、丙型病毒性肝炎、艾滋病、梅毒及活动期肺结核等疾病时，均会增加感染的可能，不建议母乳喂养，均应适当添加配方奶粉，或在医生指导下进行母乳喂养；当妈妈患有糖尿病、甲状腺功能亢进症、乳腺炎及一些传染性疾病在治疗期间均不宜母乳喂养，治疗康复后在医生指导下进行母乳喂养。

还有极少数的宝宝因为患有先天性的代谢疾病，如半乳糖血症、苯丙酮尿症、枫糖尿症等，不能食用母乳，只能选择特殊配方的奶粉。还有一些重症宝宝、先天口腔异常或者有吮吸困难的宝宝，可以在医护人员的指导下，通过胃管、汤匙或者其他容器给宝宝喂食挤出来的母乳。

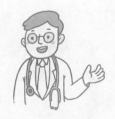

哺乳期乳腺炎

一些才晋升为妈妈的你们可能刚尝到甜蜜的幸福，就突然觉得乳房红肿又疼痛，有些还会伴有乳房局部肿块，乳房摸起来发烫，或者高烧不退，可能遇到了哺乳期最让妈妈们头疼的一件事情——哺乳期乳腺炎。

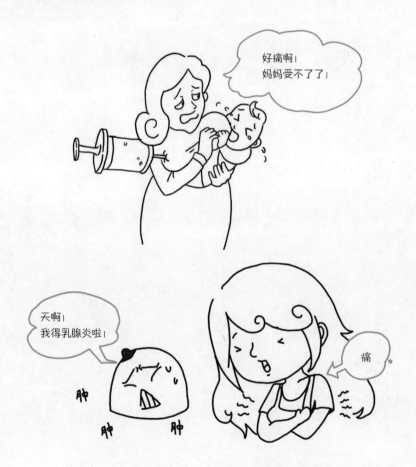

哺乳期乳腺炎怎么产生的

　　首先是乳汁淤积。乳头畸形或凹陷影响充分哺乳，或者哺乳方法不对，或乳汁多而宝宝吃奶较少，或断奶的方法不对，均能导致乳汁淤积在乳房内，促使乳腺炎发生。

　　其次是细菌感染。妈妈的乳头皲裂，或者宝宝含住乳头睡觉，口腔中的细菌可沿乳管逆行侵入乳腺小叶，引起乳腺感染；妈妈们产后免疫力下降，细菌可直接侵入并在淤积乳汁中繁殖；感冒或者其他部位的感染，也可引起乳腺炎。

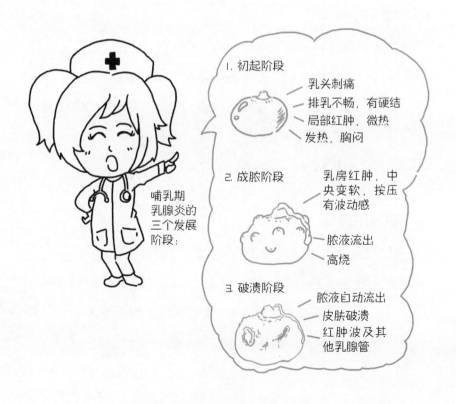

哺乳期乳腺炎的三个发展阶段：

1. 初起阶段
　乳头刺痛
　排乳不畅，有硬结
　局部红肿，微热
　发热，胸闷

2. 成脓阶段
　乳房红肿，中央变软，按压有波动感
　脓液流出
　高烧

3. 破溃阶段
　脓液自动流出
　皮肤破溃
　红肿波及其他乳腺管

妈妈们一定要注意了，哺乳期乳腺炎在不同的发展阶段表现也不一样，所以要及时了解自己乳房的情况，判断处于哪种发展阶段，及时寻求医生的帮助。

初起阶段

通常会有哺乳时乳头刺痛，伴有排乳不畅或者乳房有硬结，乳房局部红肿疼痛，局部皮肤发热、微热或正常，有些人还会有发烧、胸闷、急躁易怒、食欲减退等症状。这个时候通过按摩手法排乳，排出乳房内淤积的乳汁后，症状可自行缓解，如果自己不会的话可到医院寻求专业医生帮助。

成脓阶段

常见乳房红肿增大，疼痛加剧，病情进一步发展后，乳房红肿中央区域会逐渐变软，按压时像是在水面一样有波动感，有时脓液也会从乳头流出，很多人会出现高烧。这时候一定得赶紧去医院就诊了，需要紧急手术排出脓液，否则感染将会加重。如果耽误治疗，很快就会发展到下一个阶段。

破溃阶段

乳房脓肿成熟之后，如果脓液没有及时排出，它就会自己钻破皮肤，导致皮肤破溃出脓。这时，如果你还在家坚持不去就医，又不能有效排出乳腺脓肿，那么局部红肿疼痛不仅不能缓解，有些还会波及其他乳腺管，加重病情。

（1）定期哺乳。每次哺乳应将乳汁排空，如果有残余乳汁积在乳房内，可以配合按摩手法或者用吸奶器把乳汁吸出。

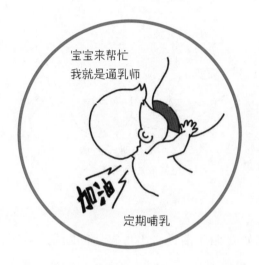

宝宝来帮忙
我就是通乳师

加油

定期哺乳

（2）保持乳头清洁。不要让宝宝含住乳头睡觉，注意宝宝口腔清洁。如果乳头有被宝宝咬破，或者其他原因引起的损伤、破裂，可以涂一些麻油或者蛋黄油，切忌用刺激性洗剂清洗。

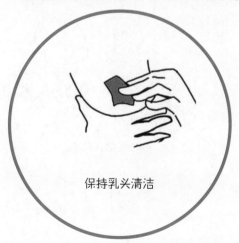

保持乳头清洁

（3）谨防乳房被大力揉搓或被外力撞伤。胡乱地大力按揉乳房，或者被宝宝的头撞到、脚踢到等都会使娇嫩的乳房组织受损，从而诱发乳腺炎。

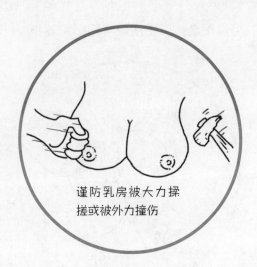

谨防乳房被大力揉
搓或被外力撞伤

（4）断奶要循序渐进，不可突然间断奶。应先逐步减少哺乳时间和次数，再断奶，这样也会减少积乳导致乳腺炎的可能。

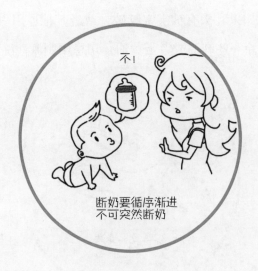

不！

断奶要循序渐进
不可突然断奶

（5）妈妈们要保持心情舒畅，情绪稳定，注意休息，饮食清淡，不吃辛辣刺激和油腻的食物。

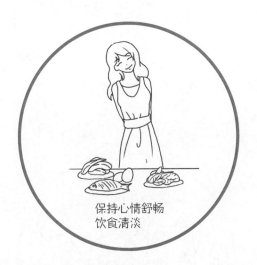

保持心情舒畅
饮食清淡

（6）敲黑板！这也是最重要的一条：乳房红肿又疼痛，千万不要拖，不要自己乱吃药，不要迷信各种偏方和敷料，如有不适，及时到医院就医！

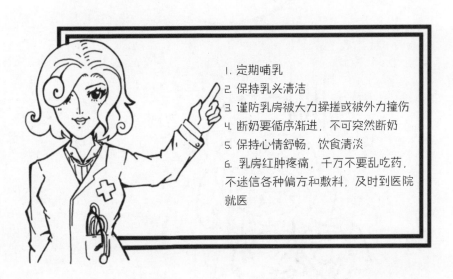

1. 定期哺乳
2. 保持乳头清洁
3. 谨防乳房被大力揉搓或被外力撞伤
4. 断奶要循序渐进，不可突然断奶
5. 保持心情舒畅，饮食清淡
6. 乳房红肿疼痛，千万不要乱吃药，不迷信各种偏方和敷料，及时到医院就医

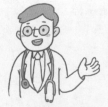

产后缺乳怎么办

缺乳是指产妇生产后所分泌的乳汁不能满足宝宝需要量的情况。

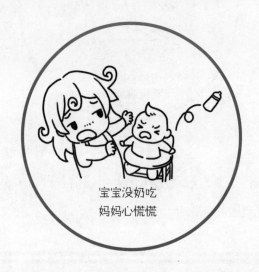

宝宝没奶吃
妈妈心慌慌

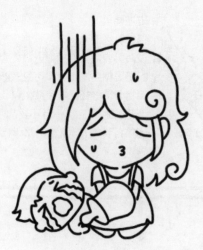

奶水少，怎么办？

坚持还是放弃？

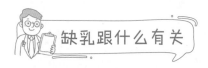
缺乳跟什么有关

产后缺乳病因较复杂，在发生缺乳后，我们要首先想想以下几个问题：宝宝出生后什么时候开始哺乳的？宝宝一天吃几次奶？喂奶姿势是怎么样的？产后妈妈的饮食情况，如每顿吃的食物是什么，一天吃几顿？妈妈最近情绪怎样？

从上述问题中我们可以看出，产后是否缺乳与以下几个方面有关：宝宝的吮吸，哺乳次数，喂奶姿势，产妇饮食及情绪。那么我们需要怎样去防止产后缺乳呢？

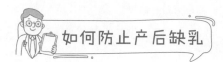
如何防止产后缺乳

① 早吮吸

早吮吸是指宝宝出生后，30分钟以内开始吮吸母乳，这样可以强化宝宝的吮吸能力，并刺激催乳素的分泌。

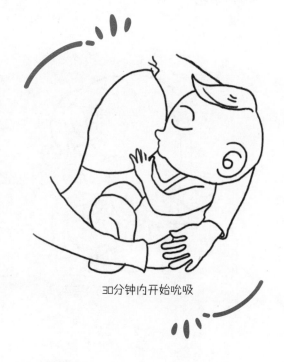

30分钟内开始吮吸

173

② 增加哺乳的次数

当宝宝吮吸乳头时，刺激乳房和乳晕区丰富的感觉神经末梢，促使乳汁源源不断地产生。通过增加哺乳次数，刺激乳房，大脑就会接收到信号，于是就会启动增量产奶的模式。除了增加哺乳次数外，妈妈也可以使用吸乳器或徒手挤出乳汁的方法，这样也可以达到异曲同工的效果。但要注意的是，一定要排空乳房，妈妈可以让宝宝先吮吸乳汁，待宝宝喝饱后，使用吸乳器或徒手挤出乳汁，这样可以省不少力气。

③ 掌握正确哺乳姿势

哺乳姿势有很多种，如何选择适合自己的哺乳方式呢？后文有详细介绍。

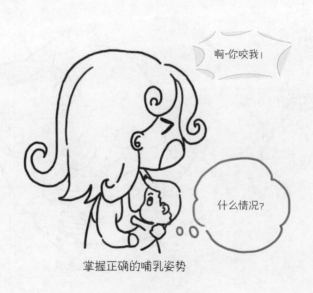

掌握正确的哺乳姿势

④ 调整饮食

增加进食次数，少食多餐，每日4～6餐，选择高热量、高蛋白、高维生素的食物。种类要多样化，有荤有素，粗细搭配，保证营养均衡。可多食用如猪蹄黄豆汤、鲫鱼豆腐汤等，少食刺激性较强的食物（香料、调味品，如大蒜、花椒、辣椒等），产妇严禁吸烟、饮酒、喝咖啡等，以免通过乳汁影响宝宝自身生长发育。

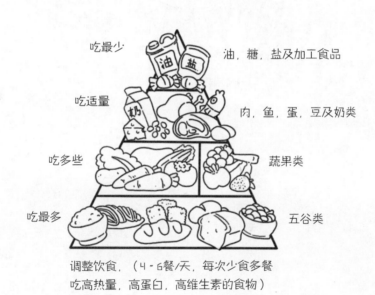

调整饮食。（4～6餐/天，每次少食多餐
吃高热量，高蛋白，高维生素的食物）

⑤ 保持积极的情绪

当妈妈生完宝宝后，身材、皮肤、形象都会受到一定的影响，部分的妈妈会出现郁郁寡欢的状态，当妈妈处于抑郁状态时，乳汁会受到情绪的影响而减少分泌，也会造成产后缺乳。妈妈生完宝宝后，家人应给予足够的关心和照顾，妈妈也应为宝宝的降临感到开心。所以保持良好的心态，无论对宝宝还是对妈妈本人，都是有百利而无一害的。

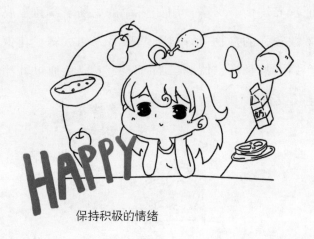

保持积极的情绪

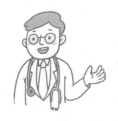

掌握正确哺乳方法

在我们日常生活中，人们总是会说，喂奶有什么难的！但是你真的会吗？你知道不正确的哺乳方式可能造成乳腺炎的发生吗？你知道不正确的哺乳姿势可能造成颈椎、腰椎疾病吗？你知道正确的哺乳姿势吗？我们今天就长长知识！

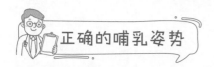

正确的哺乳姿势

摇篮式和侧躺式是日常生活中常用的两种哺乳姿势，但是面对特定情况如早产及剖宫产宝宝，我们还有两种更具针对性的方式，分别是交叉摇篮式和橄榄球式。

🍼 摇篮式

摇篮式是最常用的哺乳姿势之一，操作起来很简单，适用范围广泛，适合大多数妈妈和宝宝。

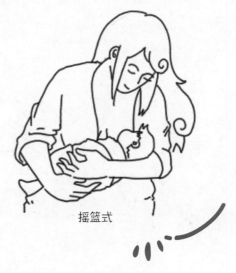

摇篮式

① 姿势详解

身体坐直，妈妈用与乳房同侧的一只手臂的肘关节内侧支撑宝宝的头、背部和臀部，使宝宝的腹部紧贴住妈妈的身体。

妈妈再用另外一只手托住乳房，一定要拇指在上方，其他4个手指在下方托住乳房，注意要将手指保持在乳晕外侧，以免影响宝宝吮吸。

准备好后，将宝宝的脸调整到靠近乳房的位置，让乳头轻轻碰触宝宝的嘴或脸颊。

② 贴心提示

采用这种坐位哺乳姿势时，妈妈可以垫高双脚，或者在屈起的手臂下垫一个靠垫，有助于放松身体。

侧躺式

侧躺式适合刚经历了剖宫产手术和会阴侧切手术的妈妈使用，夜间哺乳使用这种姿势也是不错的选择。

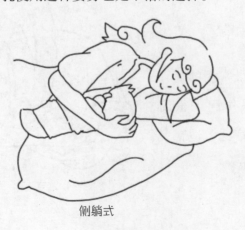

侧躺式

① 姿势详解

妈妈与宝宝面对面侧卧在床上。

当宝宝的嘴衔到乳头时，妈妈要用枕头支撑住后背，手臂放在上方枕头旁。

② 贴心提示

在侧躺式喂哺宝宝时，要时刻注意乳房有没有堵住宝宝的鼻子，以免引起窒息。

交叉摇篮式

交叉摇篮式与摇篮式有点相似，但左侧喂时用左手托乳房，右侧喂时用右手托乳房，这样妈妈就能够更清楚地看到宝宝吃奶的情况，特别适用于早产儿或者吃奶有困难的宝宝。

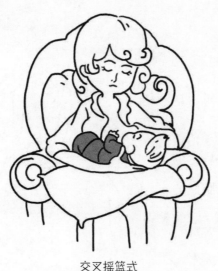

交叉摇篮式

① 姿势详解

坐直身体，妈妈用与乳房同侧的手托住乳房，拇指在上、其他4个手指在下方，手臂呈C字形。

用对侧的胳膊抱住宝宝，妈妈的手在宝宝耳朵处或更低一点的水平位置托住宝宝的头部，前臂托住宝宝的身体，使宝宝的腹部贴近妈妈的身体。

准备好后，将宝宝的脸调整到靠近乳房的位置，让乳头轻轻碰触宝宝的嘴或脸颊。

② 贴心提示

妈妈不仅要将宝宝放在肘关节内侧，还要用双手来扶住宝宝的头部，也可以用哺乳枕帮助托住宝宝的身体，这样妈妈就可以更好地控制宝宝头部的方向。

橄榄球式

橄榄球式又叫"足球式"，适合乳房较大、乳头内陷或扁平的妈妈及有一对双胞胎的妈妈。

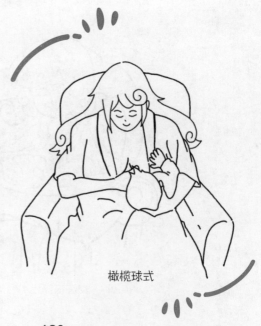

橄榄球式

①　姿势详解

将宝宝放在妈妈身体一侧，妈妈用同侧前臂支撑宝宝的背部，手则扶住宝宝的颈和头。

让宝宝的脚伸向妈妈的背部。

用枕头支撑妈妈的手臂，用另一只手引导宝宝的嘴接触妈妈的乳房。

②　贴心提示

这种姿势也很方便妈妈观察宝宝的吃奶情况，并且不会过多压住妈妈的腹部，所以很适合剖宫产手术后的妈妈。

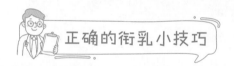
正确的衔乳小技巧

找到合适的母乳喂养姿势固然重要，可是正确的衔乳方式也是成功的关键因素之一。不正确的衔乳方式可能导致哺乳困难，如乳头疼痛，长期奶水过多，奶水不足等。新妈妈们要想喂养出健康聪明的宝宝，还需要掌握其中的技巧。

（1）妈妈用手掌托起乳房，拇指与其他手指自然分开，轻轻捏住乳房前部，并挪向宝宝的嘴巴。

（2）将乳头在宝宝的嘴角处摩擦，以刺激宝宝的寻乳反应，或者滴两滴乳汁在宝宝唇上，以诱导宝宝张嘴。

（3）待宝宝张大嘴巴后，顺势将整个乳头和大部分乳晕塞入宝宝嘴里，使宝宝嘴唇微微翘起，然后用手指轻按乳房上部，以免压住宝宝的鼻子。

Tips：

　　在喂奶时，如果发现宝宝停止吃奶，但仍不肯松开乳房，妈妈可将小手指沿着乳房放入宝宝的口中，或是轻轻按揉宝宝的嘴唇下方，以便温和地让宝宝吐出乳头。切忌直接拔出而伤及乳头。

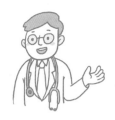

及时排空乳房，
预防乳腺炎

曾经有一本书说过，女人经过结婚、生子、哺乳后才能算真正的女人，只有哺乳后的女人才知道真正的痛苦在后面，哺乳时乳头被吮吸的疼痛是一方面，乳汁没有及时排空，一不小心得了哺乳期乳腺炎才是最痛苦的。及时排空乳汁，不仅能预防患病，还能刺激乳房增产乳汁。

那么如何有效排空乳汁呢？

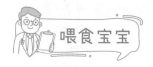

喂食宝宝

宝宝是天生的排乳师，通过宝宝的吮吸可有效排空乳汁，如果乳汁实在太多，宝宝一次吸食不完，那么就需要借助手法或工具排出乳汁了。

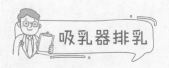

吸乳器排乳

　　吸乳器有电动型、手动型两种，使用前先使用热毛巾热敷乳房15分钟，然后根据说明书一步步操作，很快就能掌握使用方法，但是如果吸乳器使用方法不对，不仅吸不出乳汁，还会导致乳头疼痛，加重乳汁淤积等不良后果，所以医生推荐的还是手法排乳。

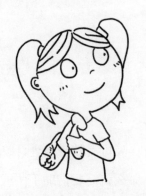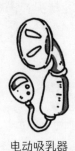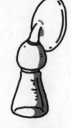

电动吸乳器　　　　　手动吸乳器

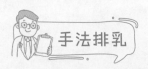

手法排乳

　　首先选择一个舒适安静的地方，洗净双手，用温暖的毛巾轻轻按摩乳房。

　　然后坐在凳子上，身体微微前倾，将拇指放在乳房上方，其他手指放在乳房下方距离乳头约4cm处，向胸壁施加压力，注意施力时力度要稳定，不要猛力按压，重复施力数次，就可以

挤出乳汁了。如果没有挤出
乳汁，可以将手指和拇指放
置更远离或更靠近乳头的位
置，再按压几次就可以挤出
了。注意按压时拇指和其余

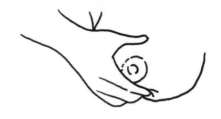

四指向前推进，而不是单纯的挤出乳头，找到舒适的按住–挤压–
放松的节奏，就像婴儿吮吸时一样。

　　每隔几分钟就可以换另一边乳房，移动按压位置，使乳房所
有的区域都能被按压，从而排出乳汁。乳汁有效排出后乳房会变
得十分柔软，一次排乳时间大致需要20～30分钟。